F. Láhoda / I. Lund – U E G-Fibel

W0257790

UEG-Fibel

Ein Leitfaden für die

Ultraschall-Echoenzephalographie

von

F. LÁHODA und I. LUND

Mit einem Geleitwort von

Prof. Dr. A. Schrader

Direktor der Neurologischen Univ.-Klinik München

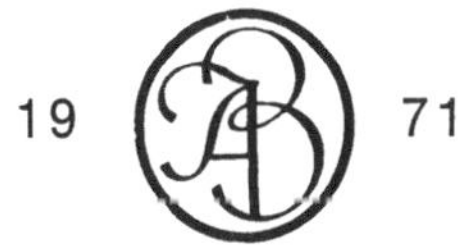

JOHANN AMBROSIUS BARTH MÜNCHEN

Die Autoren

Dr. med. F. Láhoda, Facharzt der inneren Medizin, Städt. Krankenhaus München-Harlaching, II. Medizinische Abteilung, Neurophysiolog. Diagnostik.

Dr. med. I. Lund, Fachärztin der inneren Medizin, Städt. Krankenhaus München-Harlaching, II. Medizinische Abteilung.

ISBN-13 : 978-3-540-79630-5   e-ISBN-13 : 978-3-642-88555-6
DOI : 10.1007/978-3-642-88555-6

GELEITWORT

Die Ultraschall-Echoenzephalographie hat sich in der kurzen Zeit ihrer klinischen Anwendung überraschend schnell durchgesetzt und bewährt. Nicht nur bei atrophisierenden und blastomatösen Erkrankungen des Gehirns, sondern vor allem bei gedeckten Schädel-Hirntraumen ermöglicht sie wertvolle diagnostische Hinweise. Besonders die Seitenlokalisation der gefürchteten epi- und subduralen Hämatome und intrazerebralen Blutungen läßt sich beim bewußtlosen Patienten rasch und ohne Risiko bestimmen, so daß von aufwendigen neuroradiologischen Untersuchungen häufig abgesehen werden kann.

Dem Büchlein liegt die Absicht zugrunde, einem möglichst großen Leserkreis Handhabung und diagnostische Aussagefähigkeit dieser Untersuchungsmethode verständlich und praxisnah darzulegen. Angesichts der steigenden Quote an Verkehrs- und Betriebsunfällen sollte jede Unfallstation mit einem UEG-Gerät ausgestattet sein.

A. Schrader

Inhalt

EINLEITUNG

Als *T. K. Dussik* im Jahre 1937 erstmals die Anwendungsmöglichkeiten
des Ultraschalls in der medizinischen Diagnostik näher erforschte, hatte
er die Anregung hierzu durch Untersuchungsverfahren erhalten, die in der
Schiffahrt und in der Industrie schon seit längerer Zeit in Gebrauch waren:
die Lotung der Wassertiefe und des Meeresbodenprofils sowie die zer-
störungsfreie Werkstoffprüfung mit Hilfe von Ultraschall.
Bis dahin hatte man sich in der Medizin bei der Darstellung von Körper-
strukturen auf die Röntgenuntersuchung gestützt, die aber in ihrer einfachen Form nicht für die Erkennung der bei intrakraniellen Krankheits-
prozessen interessierenden zerebralen Strukturen ausreicht.
Erst die Anwendung von Kontrastverfahren, wie Luftenzephalographie
und Karotis- bzw. Vertebralisangiographie bietet hierzu die Möglichkeit;
doch sind derartige Untersuchungen mit entsprechendem klinischem Aufwand und mit einer gewissen Belastung des Patienten verbunden. Gerade
deshalb schien der Ultraschall besonders geeignet, mit verhältnismäßig
geringem technischen Aufwand, ohne Belastung des Patienten innerhalb
kurzer Zeit die Diagnostik raumfordernder intrakranieller Prozesse zu
ermöglichen.
Leider erwies sich die von *Dussik* und anderen Autoren zunächst ange-
wandte Absorptionsmethode als nicht brauchbar. Bei dieser sogenannten
Hyperphonographie bzw. Ultrasonographie wurde der im Schädelinneren
abgeschwächte Schallstrahl in elektrische Energie umgewandelt und pho-
toptisch registriert, jedoch verhinderten die Dickenschwankungen des
Schädelknochens ein einwandfreies Ventrikelbild. Aus diesem Grunde
schienen Ultraschalluntersuchungen am Schädel nicht erfolgversprechend;
noch im Jahr 1953 erklärte die US Atomic Energy Commission derartige
Verfahren für wertlos.
Im gleichen Jahre jedoch gelang es *Leksell*, mit Hilfe des Echo-Impuls-
Verfahrens am intakten Schädel reproduzierbare Reflexionen der normalerweise mittelständigen Hirnstrukturen zu erhalten, womit die Möglichkeit gegeben war, bei Verlagerung dieser Mittellinienstrukturen durch
raumfordernde intrakranielle Prozesse diese zu erkennen und ihre Seitenlokalisation anzugeben. Diese Untersuchungsmethode, von *Leksell* „Echoenzephalographie" genannt, wurde in der Folgezeit sowohl vom Gerät
als auch von der Untersuchungstechnik her immer weiter entwickelt und
nimmt heute in der Diagnostik der raumfordernden intrakraniellen Pro-

zesse ihren festen Platz ein. Ihr besonderer Vorteil liegt in ihrer Ungefährlichkeit, ihrer beliebig häufigen Reproduzierbarkeit und ihrem geringen technischen Aufwand, der eine Untersuchung auch am Unfallort
ermöglicht. Dieser Tatsache kommt besonders im Hinblick auf die stei-
gende Anzahl der Schädel-Hirnverletzungen mit ihren gefürchteten Komplikationen in Form der epi- und subduralen Hämatome große Bedeutung
zu, da gerade hier die erfolgreiche, lebensrettende Therapie von einer
raschen und zuverlässigen Seitenlokalisation abhängt.
Trotz der vielen Vorteile, die die Echoenzephalographie bietet, sind ihr,
wie jeder anderen technischen Untersuchungsmethode, Grenzen gesetzt.
Sie ist jedoch eine wertvolle Hilfe, die nur im Zusammenhang mit Anamnese und klinischer Untersuchung ihren vollen Aussagewert erhält.

I. Einteilung der Schallwellen

Zum besseren Verständnis der Echoenzephalographie ist es zweckmäßig, sich kurz die wesentlichen physikalischen Grundvoraussetzungen dieser Untersuchungsmethode ins Gedächtnis zurückzurufen. Schallwellen werden durch mechanische Schwingungen hervorgerufen, die in ihrer Ausbreitung zeitlich und räumlich an Materie gebunden sind. Im Vakuum kann sich daher kein Schall fortpflanzen. Die Schallgeschwindigkeit hängt vom übertragenden Medium ab, sie ist in Luft (340 m/sec) zum Beispiel niedriger als in Metall (5000 m/sec in Stahl). Zwischen der Frequenz der Schallwellen und ihrer Wellenlänge besteht eine umgekehrte Proportionalität, das heißt je höher die Frequenz, um so kürzer die Wellenlänge. Bei kurzer Wellenlänge ist die Ausbreitungsweise der Schallwellen immer mehr jenen elektromagnetischen Wellen wie Licht, Röntgenstrahlen usw. ähnlich. Sie bleibt aber, wie bereits erwähnt, im Gegensatz dazu immer an die Materie gebunden.

Die Schallwellen werden entsprechend ihren Frequenzen in vier verschiedene Gruppen eingeteilt, wobei als Einheit 1 Schwingung pro Sekunde = 1 Hertz dient.

$$
\begin{aligned}
1 \text{ Hertz} \quad &(\text{Hz}) &&= 1 \text{ Schwingung/sec} \\
1 \text{ Kilohertz} \quad &(\text{KHz}) &&= 10^3 \text{ Hz/sec} \\
1 \text{ Megahertz} \quad &(\text{MHz}) &&= 10^6 \text{ Hz/sec} \\
1 \text{ Gigahertz} \quad &(\text{GHz}) &&= 10^9 \text{ Hz/sec}
\end{aligned}
$$

Das menschliche Gehör kann nur die Frequenzanteile der Schallwellen wahrnehmen, die zwischen 16 Hz und 20 KHz liegen. Im einzelnen unterscheidet man:

a) *Infraschall*
Frequenzbereich 0–16 Hz/sec

b) *Hörschall*
Frequenzbereich 16 Hz–20 KHz/sec

c) *Ultraschall*
Frequenzbereich 20 KHz–1 GHz/sec

d) *Hyperschall*
Frequenzbereich 1 GHz–30 GHz/sec

II. Gebräuchliche Ultraschalluntersuchungsverfahren

Die Ultraschall wird durch sogenannte piezoelektrische Kristalle erzeugt, die elektromagnetische Schwingungen in Ultraschallschwingungen umformen können, wobei dieser Vorgang auch umgekehrt reproduzierbar ist. Besonders geeignet für piezoelektrische Kristalle sind Bariumtitanat, Turmalin und Quarz.

Man unterscheidet drei verschiedene Ultraschalluntersuchungsverfahren, jedoch nur zwei von diesen werden in der medizinischen Diagnostik verwendet:

1. Durchschallungsverfahren

Beim Durchschallungsverfahren werden von einem Sender Ultraschallwellen durch einen zu prüfenden Gegenstand gesandt und mit Hilfe eines gegenüberliegenden Empfängers registriert. Durch elektrische Umwandlung können sowohl Änderungen der Ultraschallintensität als auch Änderungen der Ultraschallaufzeit gemessen werden, wodurch Rückschlüsse auf die Strukturänderungen des Gegenstandes möglich sind. Dieses Verfahren ist vor allem in der Technik zur Werkstoffprüfung gebräuchlich, in der Medizin dient es am Schädel zur einfachen Bestimmung des sogenannten theoretischen Mittelechos (Seite 20).

2. Echo-Impuls-Reflexionsverfahren

Dieses Verfahren ist heute die Grundlage der Echoenzephalographie. Es beruht auf dem Prinzip, den von den Grenzflächen verschieden dichter Medien reflektierten Ultraschall zu registrieren. Hierbei bilden Sender und Empfänger in Form eines Schwingkristalles eine Einheit. Die durch die Reflexion entstehenden Echosignale werden vom Empfänger in Zeitabständen aufgenommen, die der zurückgelegten Entfernung proportional sind. Sie werden elektronisch verstärkt und auf einem Oszillographen registriert.

3. Ultraschall-Resonanz-Verfahren

Dieses Verfahren kommt in der Medizin nicht zur Anwendung. Der zu untersuchende Gegenstand wird in Eigenschwingungen versetzt und aus der Resonanzfrequenz wird die Wandstärke berechnet.

III. Physikalische Gesetzmäßigkeiten bei der Anwendung des Ultraschall-Echo-Verfahrens am Schädel

Bei der Echoenzephalographie ist der Ultraschallstrahl mit einer Sonde zu vergleichen, mit der die intrakraniellen Strukturen abgetastet und auf pathologische Lageänderungen hin untersucht werden können.

Hierzu sind, ähnlich wie bei einer echten Sondenuntersuchung, eine genaue Kenntnis der anatomischen Verhältnisse und eine gewisse manuelle Geschicklichkeit erforderlich. Gleichzeitig müssen aber auch die physikalischen Gesetzmäßigkeiten dieses Untersuchungsverfahrens am Schädel bekannt sein und entsprechend berücksichtigt werden, um einwandfreie Ergebnisse zu erhalten. Gerade in den Anfängen der Echoenzephalographie hatten das Fehlen solcher Grundvoraussetzungen beim Untersucher und die zwangsläufig daraus resultierenden Fehlinterpretationen mit dazu beigetragen, die Methode in Mißkredit zu bringen.

Bei der Echoenzephalographie wird das *Echo-Impuls-Reflexionsverfahren* (Seite 12) angewendet, das Durchschallungsverfahren dient im allgemeinen nur zur Darstellung des sogenannten „theoretischen Mittelechos".

Die vom Schallkopf ausgesandten Schallimpulse werden auf ihrem Weg durch den Schädel an den Grenzflächen der verschiedenen Strukturen teilweise reflektiert und geradlinig fortgeleitet, wobei neben der unterschiedlichen Dichte und der Schalleitungsgeschwindigkeit der Medien auch ihrem Schallwiderstand („akustische Impedanz") besondere Bedeutung zukommt.

Hierbei bestehen zwischen der Schädelkalotte und dem Schädelinhalt erhebliche Unterschiede. Der Schädelknochen beeinflußt vor allem beim Erwachsenen durch seinen erheblichen Schallwiderstand die Absorption der Ultraschallimpulse, so daß es in vereinzelten Fällen bei besonders verdickten und sklerosierten Knochen trotz stärkster Intensität der zur Verfügung stehenden Frequenzen nicht gelingt, verwertbare Reflexionen vom Schädelinneren zu erhalten. Der dünne kindliche Schädelknochen dagegen stellt für die Schallimpulse hinsichtlich der Durchlässigkeit kaum ein Hindernis dar, womit für die Registrierung der Reflexionen günstige Voraussetzungen gegeben sind.

Im Schädelinneren selbst sind zwar die Differenzen der akustischen Impedanz der verschiedenen Medien gering, sie ermöglichen aber trotzdem die Darstellung deutlicher Reflexionen. Dies gilt auch für die Gehirn-Liquor-Grenze, obwohl der Unterschied der Schallgeschwindigkeit in beiden Gewebearten nur 30 m/sec beträgt.

1. Reflexionsbereich

Als Reflexionsbereich bezeichnet man die Eindringtiefe der Ultraschallimpulse im Schädel bzw. die Länge der Strecke, innerhalb welcher von den
intrakraniellen Strukturen noch verwertbare Reflexionen zu erhalten sind.
Außer von den vorher genannten physikalischen Eigenschaften der Schädel-
hiernstruktur ist dieser Bereich von der Frequenz der verwendeten Ultraschallwellen und vom Durchmesser des Strahlenbündels, welches dem
Prüfkopfdurchmesser proportional ist, abhängig. Frequenz und Durchmesser des Schallkopfes bestimmen die sogenannte „Nahfeldlänge", deren
Kenntnis jeweils für eine echoenzephalographische Untersuchung notwendig ist.

2. Nahfeldlänge

Der Ultraschall hat die Eigenschaft, sich bei gleichbleibender Schallgeschwindigkeit, ähnlich einem Lichtstrahl, eine bestimmte Strecke weit im
sogenannten „Nahfeld" geradlinig auszubreiten. Durch diesen weitgehend
parallelen Verlauf der Ultraschallwellen ermöglicht das Nahfeld gute
Untersuchungsergebnisse. Am Ende des Nahfeldes beginnen die Schallwellen unter einem bestimmten Öffnungswinkel zu divergieren, der von
der Frequenz und dem Durchmesser des Prüfkopfes abhängig ist.
Wie aus der folgenden Abbildung zu ersehen ist, nimmt die Nahfeldlänge
mit steigender Frequenz zu, während Öffnungswinkel und Reflexionsbereich abnehmen (Abbildung 1).

3. Reflexionsverhältnisse und Einfallwinkel

Die Reflexion des Ultraschalls ist neben dem Einfallwinkel von dem
Unterschied in der Schallgeschwindigkeit bzw. der akustischen Impedanz
zweier Medien abhängig. Obwohl die Schallgeschwindigkeiten im in-
trakraniellen Gewebe nur geringe Unterschiede aufweisen (in Liquor,
Gehirn und Blut um 1500 m/sec), ermöglichen sie doch eine ausreichende
Reflexion der Schallwellen an ihren Grenzflächen.
Die Registrierung dieser Ultraschallreflexionen ist aber nur möglich, wenn
diese die reflektierende Grenzfläche innerhalb eines Einfallwinkels errei-
chen, der nicht mehr als $\pm$ 5–10° von der Senkrechten abweicht. Wie
Schiefer, *Kazner* und *Kunze* experimentell nachweisen konnten, ruft eine
Abweichung von nur 5° der reflektierenden Grenzfläche von der Senk-

rechten bereits eine Amplitudenreduktion um 50 % hervor. Hieraus wird verständlich, welche Bedeutung der Plazierung des Schallkopfes an der Schädelkalotte zur optimalen Erfassung der Medianstrukturen des Gehirns zukommt. Zum Anlegen des Schallkopfes eignet sich der temporale Schädelbereich am besten, da hier Medianstruktur und Schädelkalotte nahezu

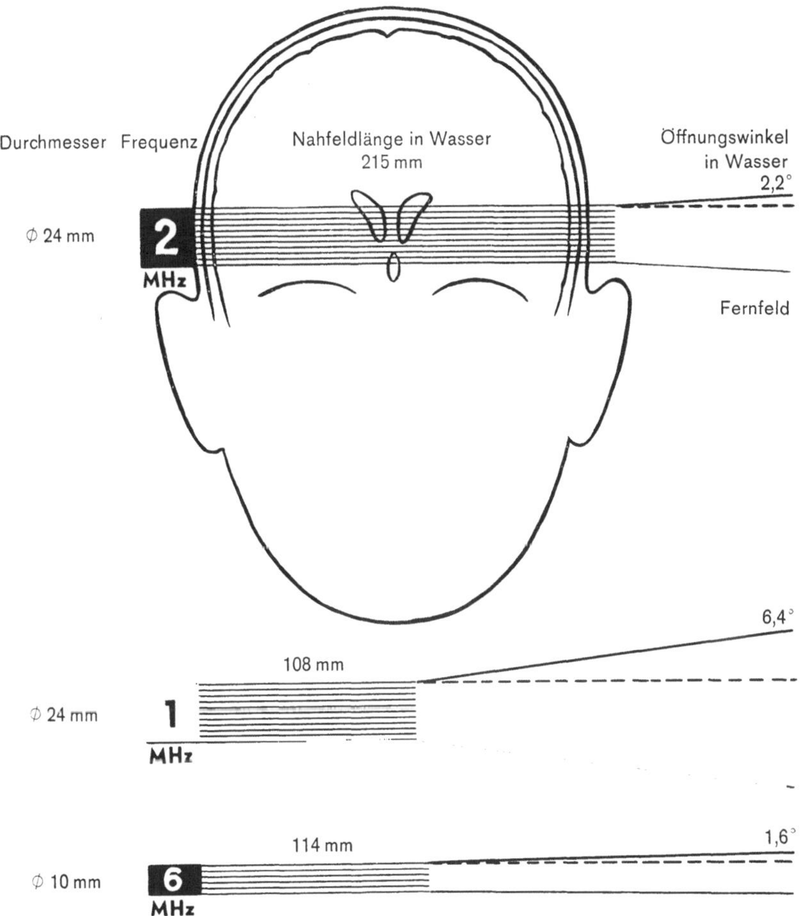

Abbildung 1 Nahfeldlängen und Öffnungswinkel von Schallköpfen verschiedener Frequenz und Durchmesser im Wasser. 2 MHz – Kopf mit 24 mm Ø oder 15 mm Ø für Routineuntersuchungen wegen des längsten Nahfeldes am besten geeignet. (Tatsächliches Nahfeld im Schädel etwa 8 cm)

parallel verlaufen und außerdem die Kalotte hier dünner und somit besser schalldurchlässig ist. Die Darstellung reflektierender Grenzflächen bei hirnpathologischen Prozessen, insbesondere bei intrazerebralen Hämatomen, ist daher nur dann möglich, wenn sich der Auftreffwinkel des Ultraschallstrahls 90° nähert (Abbildung 2).

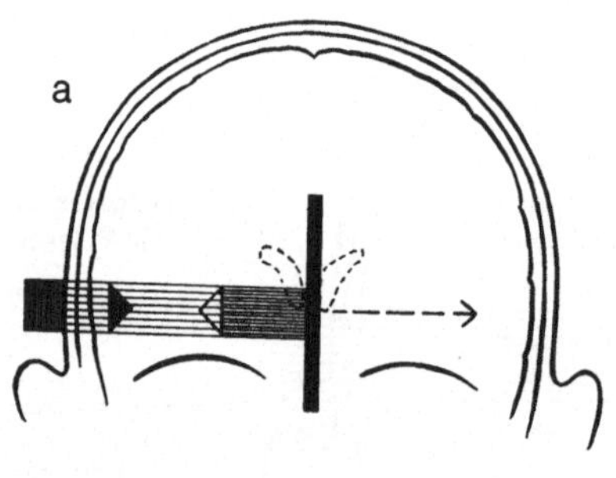

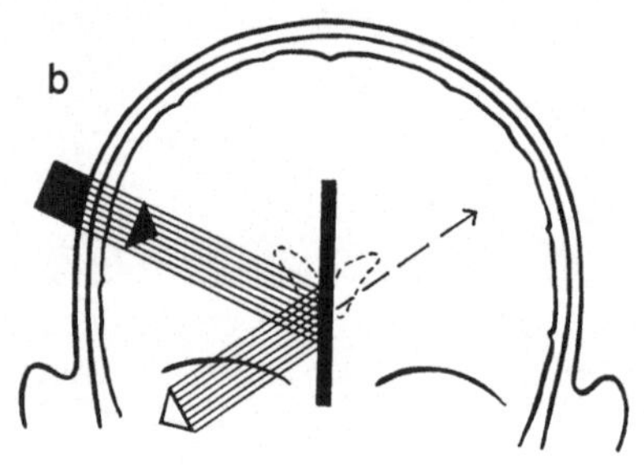

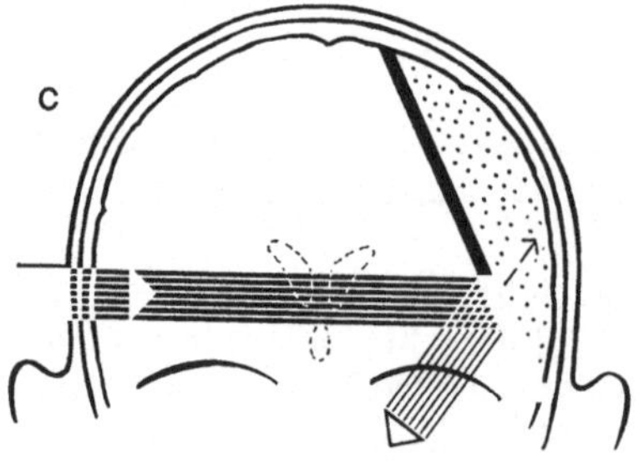

Abbildung 2 Schematische Darstellung von Einfallwinkel und reflektierender intrazerebraler Grenzfläche

a) Bei 90 Grad Einfallwinkel direkte Reflexion auf den Prüfkopf

b) und c) Bei schrägem Einfallwinkel bzw. schräger Grenzfläche keine Reflexion auf den Prüfkopf

4. Schichtdickenverzerrung

Auf Grund der im Vergleich zum Hirngewebe etwa $2^1/_2$mal höheren Schallgeschwindigkeit im Schädelknochen kommt es zu einer Schichtdickenverzerrung im Echoenzephalogramm und somit zu einer verkleinerten Abbildung der tatsächlichen Knochendicke. Diese Abweichung kann rechnerisch bestimmt werden (Abbildung 3).

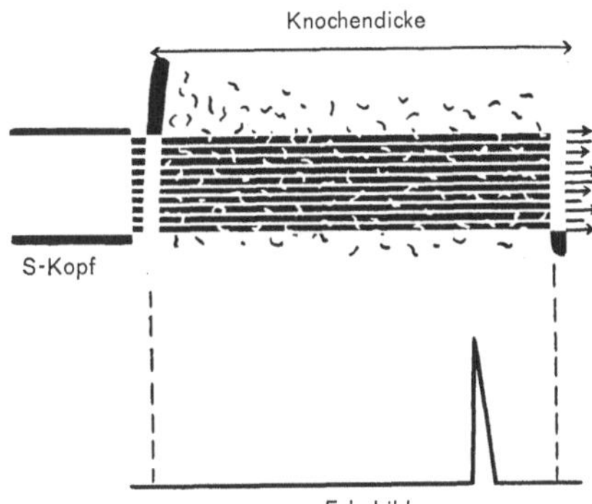

Abbildung 3 Schematische Darstellung der Schichtdickenverzerrung des Schädelknochens. Das Echobild gibt die Knochendicke verkleinert wieder

Andererseits wird die Liquorschicht etwas verbreitert dargestellt, da hier im Vergleich zur Hirnsubstanz die Schallgeschwindigkeitsdifferenz etwa 3 % beträgt. Für die allgemeine UEG-Diagnostik ist diese Abweichung ohne wesentliche Bedeutung, sie muß lediglich bei der Untersuchung des kindlichen Hydrozephalus berücksichtigt werden (Abbildung 3a).

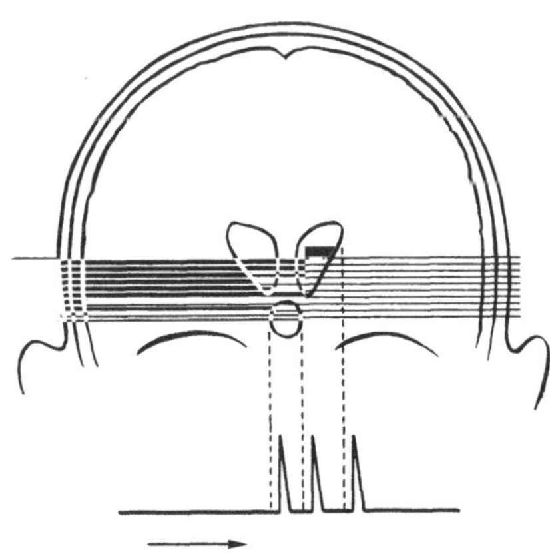

Abbildung 3 a Schematische Darstellung der Schichtdickenverzerrung beim kindlichen Hydrozephalus. Die Liquorschicht wird etwas verbreitert wiedergegeben

IV. Arbeitsweise des UEG-Untersuchungsgerätes

1. Ein- und zweidimensionales Echoimpulsverfahren

In der klinischen Routinediagnostik kommt zur Zeit nur die eindimensionale Echoenzephalographie zur Anwendung. Die von den reflektierenden Grenzflächen erhaltenen, zeitlich aufeinander folgenden Echoimpulse erscheinen auf dem Oszillographenschirm als räumlich distanzierte, von der x-Achse als Basis ausgehende Amplitudenveränderungen.

Beim zweidimensionalen Echoimpulsverfahren werden statt Amplitudenveränderungen Intensitätsveränderungen dargestellt. Diese weisen eben-

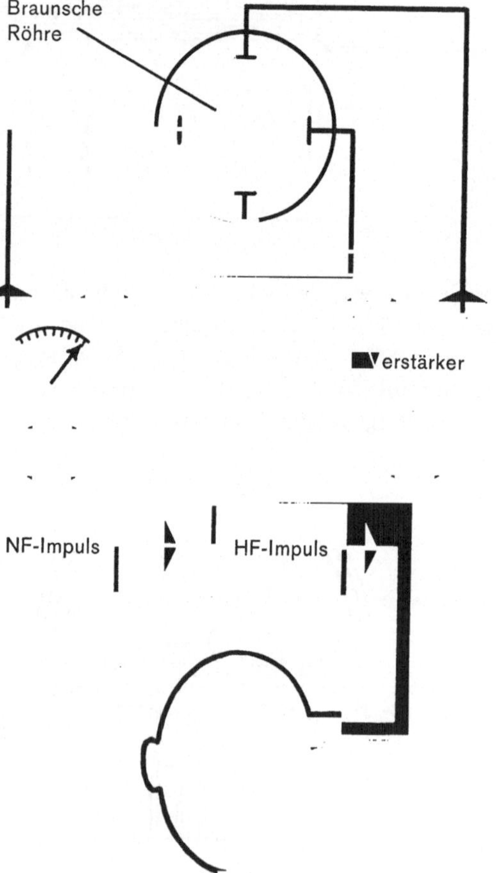

Abbildung 4 Schaltschema
eines Echoenzephalo-
graphie-Gerätes

falls eine Abhängigkeit von der jeweiligen akustischen Impedanz des Gewebes auf.

Bisher ist noch keine befriedigende technische Lösung bekannt, die eine Verwendung des zweidimensionalen Echoimpulsverfahrens am Schädel im klinischen Betrieb ermöglicht.

2. Das UEG-Gerät

Für die Erzeugung des Ultraschallimpulses stehen zwei Generatoren zur Verfügung: ein Hochfrequenzgenerator erzeugt Frequenzen von 1–6 MHz, ein Niederfrequenzgenerator steuert mit Hilfe einer Impulsfolgefrequenz den Hochfrequenzimpuls und liefert gleichzeitig die elektrische Spannung für waagerechte Ablenkung auf dem Schirm des Kathodenstrahloszillographen, die der Laufzeit entspricht. Nach Verstärkung der vom Prüfkopf aufgenommenen Schallimpulse werden diese gleichgerichtet und als entsprechende Zacken auf dem Bildschirm sichtbar gemacht. Sie können hier photographisch registriert werden.

Kleinere Störechos können mit Hilfe eines Ausgleichsreglers unterdrückt werden. Die Brauchbarkeit eines Echo-Enzephalographen wird von seiner Genauigkeit und Handlichkeit bestimmt, die nötigenfalls auch einen Einsatz am Unfallort ermöglicht (Abbildung 4).

3. Die Schallköpfe

Kernstück eines Echoenzephalographen ist der auswechselbare Schallkopf, in dem der piezoelektrische Kristall untergebracht ist. Während beim Echoimpulsverfahren ein Schallkopf gleichzeitig als Sender und Empfänger verwendet werden kann, dient beim Durchschallungsverfahren jeweils ein Kopf als Sender und ein zweiter als Empfänger. Entscheidend für die jeweilige Anwendung eines bestimmten Schallkopfes ist sein Nahfeld, das von Frequenz und Durchmesser bestimmt wird (Abbildung 1). Im allgemeinen werden Schallköpfe mit einer Frequenz von 1,2, 4 und 6 MHz und einem Durchmesser von 10, 15 und 24 mm benutzt.

Als Universalprüfkopf gilt der 2 MHz-Kopf mit einem Durchmesser von 15 oder 24 mm, der ein parallel gebündeltes Schallfeld von etwa 8 cm erzeugt und für alle echoenzephalographischen Aufgaben gut geeignet ist.

Bei älteren Patienten mit zum Teil ungünstigen Reflexionsbedingungen hat sich ein 1 MHz-Schallkopf mit einem Durchmesser von 10 mm gut bewährt, der ein paralleles Schallfeld von etwa 6 cm erzeugt.

V. Untersuchungsablauf

Es ist zweckmäßig, bei allen UEG-Untersuchungen nach einem festgelegten Untersuchungsschema vorzugehen, um einen raschen Ablauf zu gewährleisten. Voraussetzung hierfür ist ein voll funktionsbereites Gerät, bei welchem entsprechend den jeweiligen Betriebsanleitungen eine Eichung der Nullinie und des Maßstabes sowie eine Überprüfung der verschiedenen Schaltelemente, Schallköpfe, Kabel usw. vorgenommen wurde. Empfehlenswert ist es, eine solche Überprüfung in regelmäßigen Zeitabständen vorzunehmen.

1. Messung des bitemporalen Schädeldurchmessers mit Hilfe eines Beckenzirkels

Der zur Messung verwendete Zirkel muß genau an jenen Stellen angelegt werden (im allgemeinen 1–2 cm oberhalb der Ohrmuschel über dem äußeren Gehörgang), an denen später auch der Prüfkopf angelegt wird. Die Halbierung des bitemporalen Schädeldurchmessers (meistens 10–17 cm) ergibt die theoretische Mittellinie.

2. Mittellinienbestimmung mit Hilfe des Durchschallungsverfahrens

Hierbei werden zwei Schallköpfe einander gegenüber angelegt, und zwar ebenfalls an den entsprechenden Stellen über der Ohrmuschel im Bereich der Temporalschuppe. Auf der Meßskala erscheint dann bereits das tatsächliche Mittelecho, da der Schallstrahl die Strecke von Prüfkopf zu Prüfkopf nur einmal durchläuft, und nicht wie beim Echo-Verfahren zweimal, nämlich von Prüfkopf zu Grenzfläche und zum Prüfkopf zurück.

3. Rechnerische Bestimmung des Mittelechos

Von *Feuerlein* und *Dilling* wurde eine Methode beschrieben, das theoretische Mittelecho, das sogenannte „Sollecho" rechnerisch zu bestimmen. Hierbei wird zum erhaltenen Endecho eine durchschnittliche Kopfwanddicke von 8–9 mm zugerechnet. Die Halbierung dieser Gesamtstrecke ergibt dann das Sollecho. Um dieses Sollecho müssen im Normalfall inkongruente Mittelechos symmetrisch angeordnet sein (Abbildung 5).

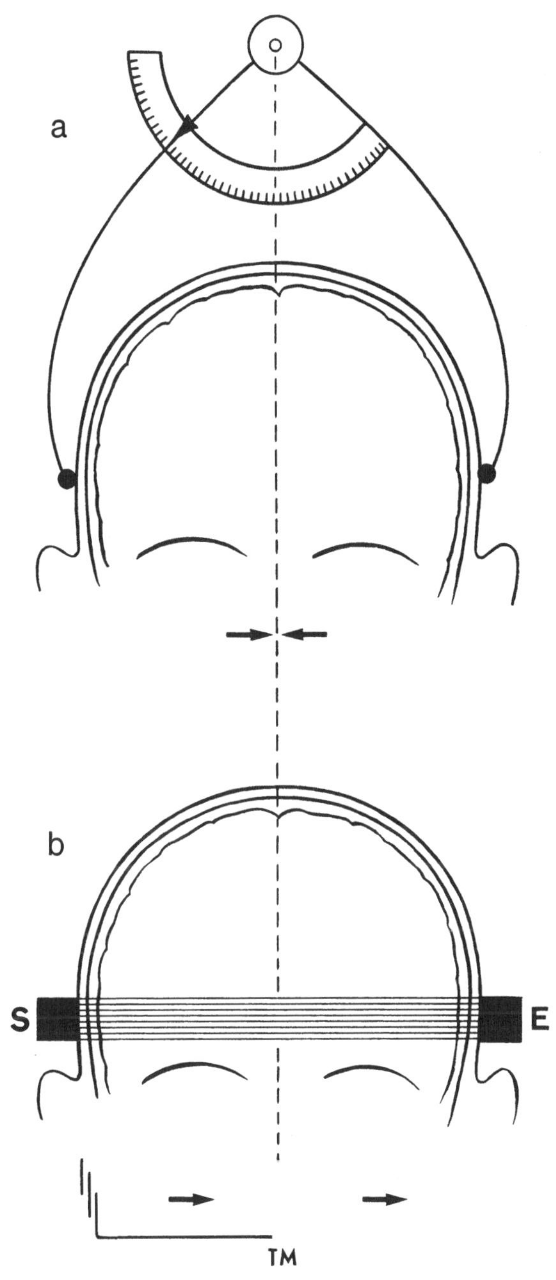

Abbildung 5
Bestimmung des
theoretischen Mittel-
echos (TM)

a) Mit Hilfe eines
   Beckenzirkels

b) Mit Hilfe des Durch-
   schallungsverfahrens

4. Wahl des Kopplungsmittels und Anlegen des Schallkopfes

Das Anlegen des Schallkopfes kann am behaarten Kopf vorgenommen werden, wobei ein möglichst guter und inniger Kontakt zwischen Prüfkopf und Kopfhaut erforderlich ist. Dieser Kontakt soll nicht durch übermäßigen Druck auf den Schallkopf, sondern durch ausreichende Verwendung eines Kopplungsmittels erzielt werden. Bei unzureichender Ankopplung kann der hohe Schallwiderstand der Luft das Eindringen des Ultraschalls verschlechtern oder verhindern.

Als Kopplungsmittel sind verschiedene Präparate im Handel, wobei die wasserlöslichen Gele besonders vorteilhaft sind. Notfalls können aber auch Borsalbe, Paraffin oder Vaseline verwendet werden. Die Wahl der Meßpunkte wird durch die jeweils gewünschte Darstellung der zur Reflexion gelangenden Hirnstrukturen bestimmt (Abbildungen 6 a, b und c).

Grundsätzlich kann man Ultraschalluntersuchungen am Schädel von beliebigen Ableitungspunkten aus und in beliebigen Schnittebenen durchführen, womit theoretisch von jeder Stelle des Gehirns Reflexionen zu erhalten wären. Die Deutung dieser Reflexionen bereitet aber selbst bei genauen anatomischen Kenntnissen große Schwierigkeiten, so daß man für die klinische Routineuntersuchung aus technischen und aus anatomischen Gründen die laterale-temporale Beschallungsebene wählt.

Man unterscheidet im wesentlichen drei Meßpunkte:

Vordere obere bitemporale Beschallung   (A)
Vordere untere bitemporale Beschallung   (B)
Hintere bitemporale Beschallung   (C)

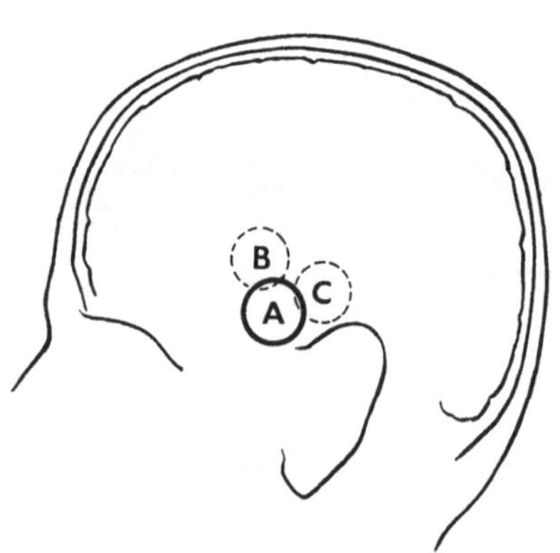

Abbildung 6 a Schematische Darstellung der Meßpunkte auf der Kalotte

A (gebräuchlichster Meßpunkt) In Ohrhöhe etwas vor dem äußeren Gehörgang = vordere untere bitemporale Beschallung

B Wenige Zentimeter oberhalb der Ohrmuschel vor dem äußeren Gehörgang = vordere obere bitemporale Beschallung

C Etwas dorsal des äußeren Gehörganges in Höhe der Ohrmuschel = hintere bitemporale Beschallung

Mit dieser Ableitungstechnik wird vor allem der supratentorielle Raum erfaßt. Alle bisherigen Versuche, mit Hilfe spezieller Technik (im Pharynx lokalisierte Prüfköpfe usw.) zum Beispiel die Strukturen der hinteren Schädelgrube zu erfassen, haben bis jetzt noch keine befriedigende Lösung erfahren. Die diagnostische Aussage der Echoenzephalographie erstreckt sich daher im wesentlichen auf die supratentorielle, intrakranielle Massenverschiebung (Abbildung 6 b und c).

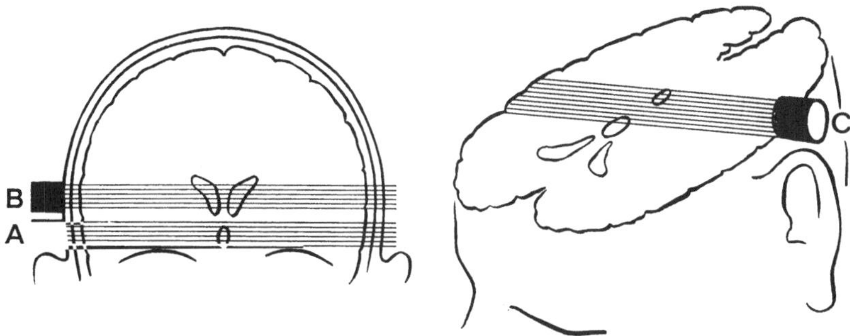

Abbildung 6b und Abbildung 6c Reflektierende intrakranielle Strukturen in Abhängigkeit von der Lage der Meßpunkte.
A = 3. Ventrikel (Temporalhörner der Seitenventrikel; Abb. 9)
B = Septum pellucidum bzw. weiter kranial Falx und Interhemisphärenspalt, Cella media der Seitenventrikel

C = Pinealis bzw. Recessus suprapinealis des 3. Ventrikels (Normvariante)
Die Beschallung erfolgt grundsätzlich zunächst von links nach rechts, wobei je nach verwendetem Gerät eine entsprechende Kippung der Nullinie durch einen Schalter erforderlich ist. Bei der nachfolgenden Beschallung von rechts nach links ist darauf zu achten, einen möglichst symmetrischen Ableitungspunkt zu wählen, um Verzerrungen zu vermeiden. Als Kontrolle kann die identische Endreflexion bei Beschallung von beiden Seiten zu Hilfe genommen werden.
Die Beschallung selbst kann aus verständlichen Gründen nur von einem Arzt vorgenommen werden, der über eine ausreichende Kenntnis der physikalischen Zusammenhänge und der anatomischen Gegebenheiten verfügt.
Um dem Untersucher aber eine völlige Konzentration auf die eigentliche Ableitung zu ermöglichen, ist zur Bedienung der verschiedenen Schaltelemente (Verstärkungsregler, Tiefenausgleich, Frequenzwähler usw.) eine

eingearbeitete Hilfskraft erforderlich, die entsprechend den Anweisungen des untersuchenden Arztes die notwendigen Veränderungen und Korrekturen vornimmt.

Auch die für Vergleichsuntersuchungen, Kontrollen und exakte Ausmessung unentbehrliche photographische Registrierung erfolgt durch die Hilfsperson nach Anweisung des Arztes.

Lediglich in Notfallsituationen am Unfallort, wo kleine, tragbare Transistorgeräte einer notwendigen ersten Orientierung dienen, kann die Untersuchung vom Arzt allein ohne photographische Registrierung vorgenommen werden.

VI. Das normale Echoenzephalogramm

Im Sinne der bisher genannten anatomischen und physikalischen Voraussetzungen unterscheidet man beim Echoenzephalogramm das Initial-, das End- und das für die diagnostische Beurteilung maßgebliche Mittelecho (Abbildung 7). Außerdem können, entsprechend der jeweils gewählten Horizontalebene, physiologische Nebenechos auftreten, deren Kenntnis zur Vermeidung von Fehlinterpretationen unerläßlich ist (Seite 28).

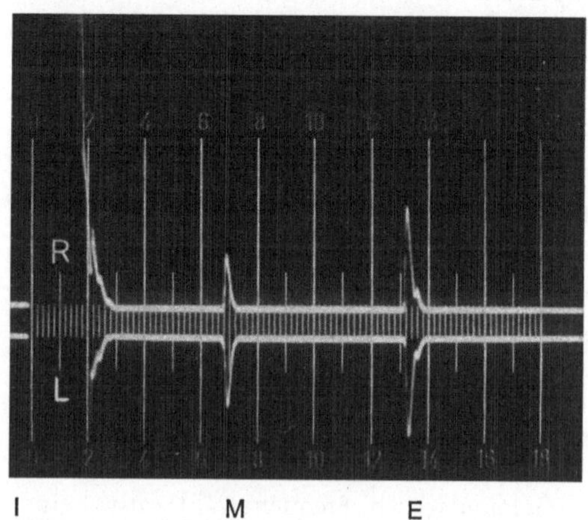

Abbildung 7 a Normales Echoenzephalogramm (Photographische Registrierung von 2 Abszissen) I = Initialechokomplex M = Mittelecho E = Endecho

1. Initialecho

Das Initialecho entsteht durch einen Überlagerungseffekt des Sendeimpulses. Dieser wird durch multiple Reflexionen hervorgerufen, die unmittelbar unter dem Schallkopf an Kopfhaut, Muskelfaszie und Schädelknochen auftreten. Die Breite des Initialechokomplexes ist von der Dicke bzw. Beschaffenheit der Kopfwand und von der Stärke des verwendeten Sendeimpulses abhängig.

2. Endecho

Das Endecho ist nach den experimentellen Untersuchungen von *Oberschulte-Beckmann* auf die Reflexionen an der Dura mater der gegenüberliegenden Schädelkalotte des Durchschallungsbereiches zurückzuführen. Die Form des Endechos ist hierbei von der jeweiligen Konfiguration der Dura in diesem Bereich mit abhängig.
Eine eindeutige Differenzierung des meist auf breiter Basis zusammenhängenden Endechokomplexes ist oft nicht möglich. Während die erste Zacke des Endechokomplexes auf die Dura mater zurückzuführen ist, läßt sich durch Druckbewegungen der dem Prüfkopf gegenüberliegenden Kopf-

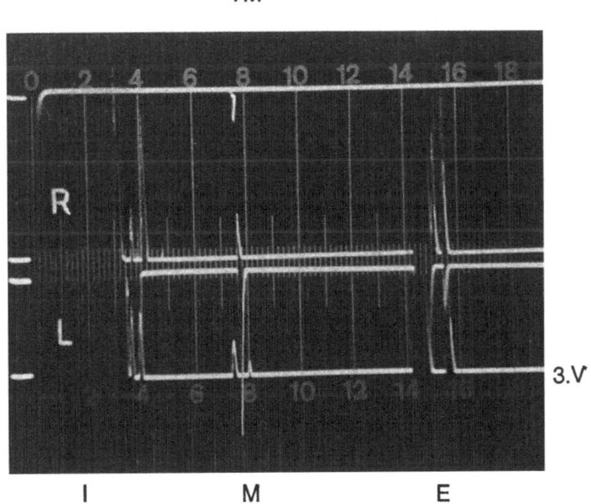

Abbildung 7 b
Normales Echoenzephalogramm
(Photographische Registrierung von 4 Abszissen)
I, M und E entsprechend Abbildung 7a
TM = Theoretisches Mittelecho (Durchschallung)
3. V = 3. Ventrikel

haut das Schädelaustrittsecho durch eine entsprechende Amplitudenschwankung auf dem Bildschirm ermitteln *(De Vlieger)*. Die Entfernung von Duraecho zum Schädelaustrittsecho entspricht der tatsächlichen Kopfwanddicke, da nach den Messungen von *Schiefer* die Duradicke im temporalen Bereich einen Betrag von 0,4 mm im allgemeinen nicht überschreitet und somit vernachlässigt werden kann. Bei den Ableitungen von links nach rechts und umgekehrt müssen beide Endechokomplexe normalerweise an gleicher Stelle auf dem Bildschirm erscheinen. Ist dies nicht der Fall, kommen unterschiedliche Prüfpunkte bzw. Ultraschallstrahlrichtungen als Ursache dieser Differenz in Betracht; kann sie durch entsprechende manuelle Korrekturen beseitigt werden.

Bei Schädelasymmetrien mit unterschiedlicher Kopfwanddicke bzw. posttraumatischen Kopfschwartenhämatomen läßt sich diese Differenz nicht beseitigen. Die Kenntnis dieser möglichen Veränderungen ist für die Beurteilung von Echogrammen speziell bei Schädelhirntraumen von Bedeutung.

3. Mittelecho

Die Lage des Mittelechos ist für die diagnostische Beurteilung des Echoenzephalogramms von *ausschlaggebender Bedeutung!*

Beim normalen Echoenzephalogramm erscheinen die bei Beschallung von beiden Seiten erhaltenen Mittelechos *identisch* an gleicher Stelle auf dem Bildschirm.

Während die Wegstrecke Initialecho – Mittelecho bei Beschallung von beiden Seiten gleich ist, verringert sich die Entfernung Mittelecho – Endecho gegenüber der erstgenannten Strecke um den Betrag der Kopfwanddicke. Im Gegensatz dazu steht das pathologische Echoenzephalogramm, bei welchem zum Teil erhebliche Differenzen bei diesen Wegstrecken auftreten (Seite 30 ff.).

a) Herkunft des Mittelechos

Für die Herkunft des Mittelechos kommen die senkrecht auf der Schädelbasis stehenden und exakt in der Mittellinie liegenden Medianstrukturen des Gehirns in Betracht. Sie werden durch den dritten Ventrikel, die Falx cerebri, den Interhemisphärenspalt, die medialen Hemisphärenwindungen, das Corpus pineale und das Septum pellucidum gebildet. Entsprechend der Dichtendifferenz dieser Medianstrukturen im Vergleich zum übrigen Hirngewebe entsteht beim senkrechten Auftreffen des Schallstrahlbündels eine deutliche Reflexion.

b) Mittelechoformen

Je nach Auftreffwinkel und Lokalisation des Schallstrahls auf die Medianstrukturen des Gehirns kann die Form des Mittelechos variieren. Während zum Beispiel beim senkrechten Auftreffen auf die Wände des dritten Ventrikels eine Doppelung entsteht, die eine indirekte Messung der Ventrikelweite ermöglicht, ergibt die Falx cerebri ein besonders hohes und scharfes Mittelecho. Durch eine periodische Variation der Reflexbedingungen, wahrscheinlich hervorgerufen durch eine Lage-, Volumen- und Formänderung der intrakraniellen Strukturen durch die Pulswelle, kommt es zu einer physiologischen, pulssynchronen Pulsation des Mittelechos (auch Seite 32; Abbildung 8).

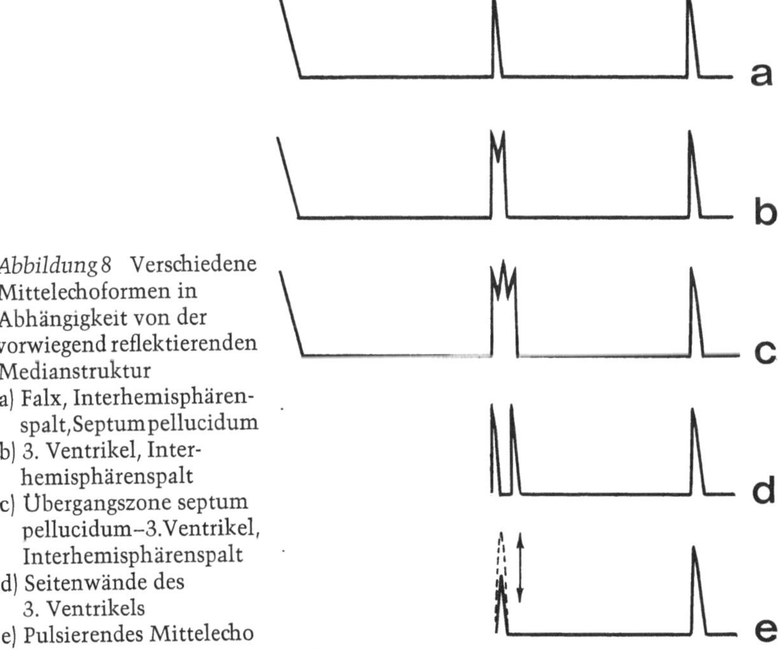

Abbildung 8 Verschiedene Mittelechoformen in Abhängigkeit von der vorwiegend reflektierenden Medianstruktur
a) Falx, Interhemisphärenspalt, Septum pellucidum
b) 3. Ventrikel, Interhemisphärenspalt
c) Übergangszone septum pellucidum–3. Ventrikel, Interhemisphärenspalt
d) Seitenwände des 3. Ventrikels
e) Pulsierendes Mittelecho

c) Physiologische bilaterale Nebenechos

Die normalen bilateralen Strukturen sind als identische, symmetrische Nebenechos bei beidseitiger Beschallung zwischen Mittel- und Endecho, gelegentlich auch zwischen Initial- und Mittelecho zu erkennen. Sie werden im allgemeinen durch die Wände der Seitenventrikel, seltener vom Inselkortex erzeugt. Ihre Kenntnis ist zur Differenzierung von pathologischen Nebenechos sehr wichtig und setzt eine ausreichende Erfahrung im Umgang mit der echoenzephalographischen Diagnostik voraus. Man unterscheidet zwischen Echos aus dem Cella-media-Bereich und Reflexionen von den Wänden der Temporalhörner. Gelegentlich gelingt es auch, vom Plexus chorioideus der Seitenventrikel ein Echo zu erhalten, das bei Verkalkungen in diesem Bereich hohe Reflexionen verursachen kann. Daneben können Nebenechos aus dem Bereich der Fissura Sylvii und von den subarachnoidalen Räumen auftreten. Eine einwandfreie Darstellung von Reflexionen im Bereich der inneren Kapsel an der Grenze zum Thalamus und zum Nucleus lentiformis ist bisher am Lebenden nicht gelungen. Wegen vielfältiger Täuschungsmöglichkeiten ist in Zweifelsfällen bei der diagnostischen Bewertung von Nebenechos Zurückhaltung geboten (Abb. 9).

Von einzelnen intrazerebralen Gefäßen können bei der üblichen Beschallungstechnik häufig pulsierende Nebenechos registriert werden, so vor allem von der A. cerebri media bzw. der Sylviischen Gefäßgruppe. Diagnostische Rückschlüsse auf eine intakte arterielle Durchblutung des Gehirns können aber in klinisch verwertbarer Form hieraus nicht gezogen werden.

d) Hirnmantelindex

Der echoenzephalographische Hirnmantelindex wurde von *Schiefer*, *Kazner* und *Kunze* angegeben. Er wird aus dem Quotienten der Strecke Mittelecho – Endecho (a) durch die Strecke Temporalhornecho – Endecho (b) nach folgender Formel errechnet:

$$\text{HMI} = \frac{a}{b}$$

$$\text{Hirnmantelindex} = \frac{\text{Mittelecho} - \text{Endecho}}{\text{Temporalhornecho} - \text{Endecho}}$$

Der Wert beträgt bei Gesunden etwa 2,0 bis 2,2. Darüberliegende Werte weisen auf eine pathologische Ventrikelerweiterung hin. Die Bestimmung des Hirnmantelindex ist vor allem bei der Verlaufskontrolle des kindlichen Hydrozephalus von Bedeutung (Seite 64; Abbildung 9).

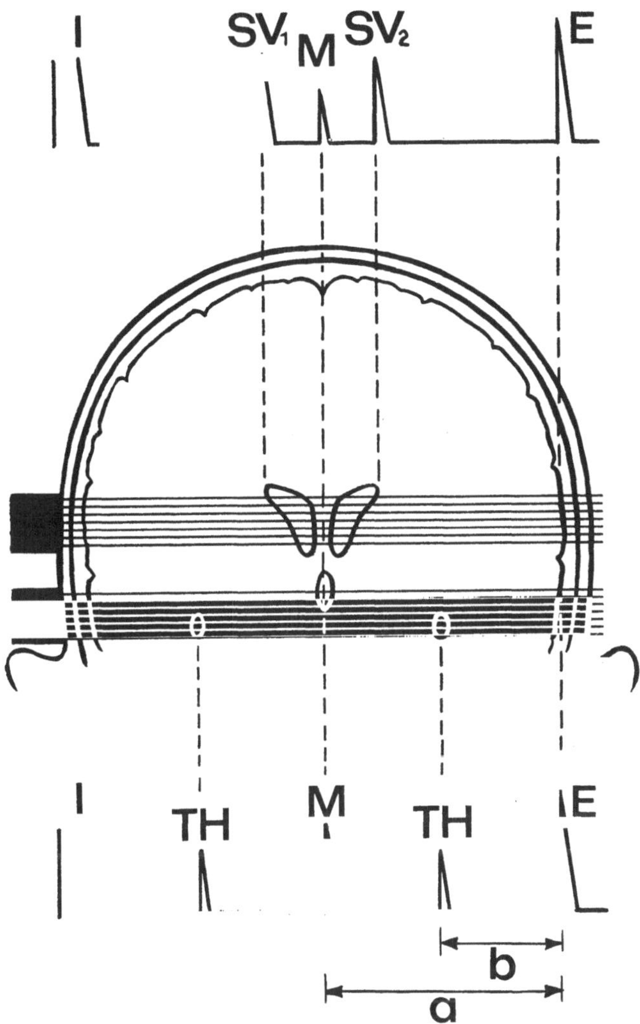

Abbildung 9 Physiologische bilaterale Nebenechos und Hirnmantelindex
I = Initialechokomplex
M = Mittelecho
E = Endecho
SV 1 und SV 2 = Seitenventrikelwand
TH = Temporalhorn
a = Entfernung Mittelecho – Endecho
b = Entfernung Temporalhornecho – Endecho

VII. Das pathologische Echoenzephalogramm

1. Raumfordernde intrakranielle Prozesse

Nach *Zülch* ist beim pathologischen Echoenzephalogramm zwischen indirekten und direkten Zeichen eines raumfordernden intrakraniellen Prozesses zu unterscheiden.

a) Indirekte Zeichen eines raumfordernden intrakraniellen Prozesses

Unter indirekten Zeichen eines raumfordernden intrakraniellen Prozesses ist die Verlagerung des Mittelechos zu verstehen, bedingt durch eine Volumenzunahme der jeweiligen Hemisphäre mit der typischen Massenverschiebung zur Gegenseite. Diese Mittelechoverlagerung stellt den wichtigsten und ausschlaggebenden pathologischen echoenzephalographischen Befund dar und ist der *Ausgangspunkt jeder diagnostischen Beurteilung* (Abbildung 10).

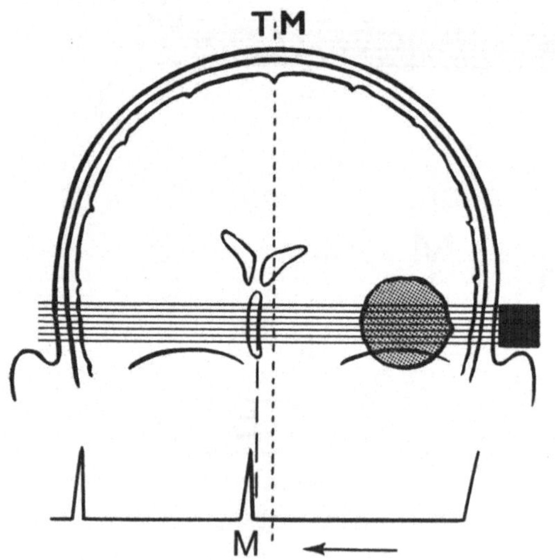

Abbildung 10
Schematische Darstellung der entstehenden Mittelechoverlagerung bei raumforderndem intrakraniellen Prozeß
TM = Theoretisches Mittelecho
M = Mittelecho

Eine Mittelechoverlagerung ist dann gegeben, wenn sich bei beiden Messungen jeweils von links und rechts eine Differenz von mindestens 4 mm zwischen beiden Mittelechos ergibt. Hierbei ist aber zu berücksichtigen, daß das tatsächliche Ausmaß der Verlagerung der medianen Hirnstrukturen nur dem jeweiligen Abstand des Mittelechos von der theoretischen Mittellinie entspricht, also praktisch der Hälfte der Differenz beider Mittelechos. Voraussetzung ist hierfür die Identität beider Endechokomplexe (Seite 25 f.). Bei einseitigen Kopfwandverdickungen nämlich können zum Beispiel Mittelechodifferenzen entstehen, da bei Beschallung von der Seite dieser Verdickung her das Mittelecho um die Breite der Verdickung zur Gegenseite verschoben erscheint, ohne daß die medianen Strukturen des Gehirns tatsächlich verlagert sind.

Abweichungen des Mittelechos von der theoretischen Mittellinie zwischen 2–3 mm sind bereits verdächtig auf einen raumfordernden intrakraniellen Prozeß, während Differenzen ab 3 mm signifikant pathologisch sind. Diese relativ geringen Unterschiede weisen auf die Bedeutung einer sorgfältigen und subtilen Untersuchungstechnik hin.

Bei der Beurteilung der jeweiligen Mittelechodifferenz ist zu berücksichtigen, daß sie in ihrem Ausmaß von verschiedenen Faktoren abhängig ist, so von der Lokalisation des raumfordernden intrakraniellen Prozesses, von seiner Morphologie, vom Zeitfaktor und vor allem vom begleitenden Hirnödem. Für Form und Ausdehnung der intrakraniellen Massenverschiebung sind Druckrichtung und Lokalisation des raumfordernden Prozesses maßgebend.

Hieraus wird ersichtlich, daß insbesondere bei Grenzwerten nicht auf Grund eines einzigen erhobenen Befundes voreilige diagnostische Schlüsse gezogen werden dürfen. Hier sind Kontrolluntersuchungen von ausschlaggebender Bedeutung.

b) Mittelechodifferenz und Lokalisation des raumfordernden intrakraniellen Prozesses

Supratentoriell gelegene einseitige raumfordernde Prozesse rufen im temporalen Bezirk die deutlichsten Mittelechodifferenzen hervor, gefolgt von frontalen, okzipitalen und parietalen Prozessen. Bei sogenannten axialen Massenverschiebungen in den infratentoriellen Raum, die bei kraniokaudalen Prozessen auftreten können, sind Mittelechodifferenzen im allgemeinen sehr gering ausgeprägt. Bei symmetrischen, doppelseitigen raumfordernden Prozessen brauchen ebenfalls keine Mittelechodifferenzen aufzutreten, doch sind solche Fälle außerordentlich selten. Hier bietet die sogenannte „Schrägbeschallung" eventuell weitere diagnostische Möglichkeiten (Abb. 13, 15).

c) Mittelechodifferenz und Morphologie des raumfordernden intrakraniellen Prozesses

Maligne und akute raumfordernde Prozesse führen im allgemeinen rasch zu einer deutlichen Mittelechodifferenz, wobei begleitendes Hirnödem und Zirkulationsstörungen eine wesentliche Rolle spielen. Benigne und langsam verlaufende Prozesse, besonders wenn sie medial, okzipital und parietal gelegen sind, zeigen unter Umständen nur sehr geringe Mittelechodifferenzen, die häufig nicht konstant nachgewiesen werden können.

d) Mittelechodifferenz und Lebensalter

Hierbei sind zwei typische Unterschiede zwischen hohem Lebensalter und Kindesalter feststellbar. Während im Kindesalter eine sehr starke Ödemneigung besteht, die teilweise durch größere Nachgiebigkeit der Schädelkalotte ausgeglichen wird, ist die Ödemneigung in hohem Lebensalter gering. Hinzu kommt, daß bei hirnatrophischen Prozessen im höheren Lebensalter geringere Massenverschiebungen bei Auftreten eines homolateralen raumfordernden Prozesses zu erwarten sind. Das Ausmaß des jeweiligen begleitenden lokalen Hirnödems ist ungefähr an der Beeinflussung der Mittelechodifferenz durch medikamentöse Maßnahmen zu erkennen.

e) Mittelecho und intrakranielle Hirndrucksteigerung

Bei Hirndrucksteigerung kommt es zunächst zu einer deutlich erhöhten Pulsation des Mittelechos. Besonders bei expansiven infratentoriellen Prozessen, die anfangs meist keine Mittelechodifferenz aufweisen, aber frühzeitig zu einer Erhöhung des intrakraniellen Druckes führen, besitzt diese Erscheinung große praktische Bedeutung. Der nachfolgend auftretende Hydrocephalus occlusus führt zu einer deutlichen Aufweitung des Ventrikelsystems, im Echoenzephalogramm durch eine ausgeprägte Doppelung des Mittelechos mit und ohne Seitendifferenz erkennbar (Seite 33).

f) Direkte Zeichen eines raumfordernden intrakraniellen Prozesses

Voraussetzung für die Entstehung direkter Zeichen eines raumfordernden intrakraniellen Prozesses ist der möglichst senkrecht auftreffende Schallstrahl auf die im Schädelinneren neu entstandenen Grenzflächen. Dies ist

bei extra- und intrazerebralen Blutungen (sogenanntes „Hämatomecho";
bei Verkalkungen, Zysten sowie Glioblastomen und Oligodendrogliomen)
der Fall, da beide Formenkreise zu Nekrosen und Verkalkungen neigen.
Eine Art-Diagnose ist in den meisten Fällen allerdings nur in begrenztem
Umfang möglich, wenngleich von einigen Autoren bereits Standard-Echo-
Muster (M-Form-Echo, A-Form-Echo, makrozystisches, mikrozystisches
Echo) beschrieben wurden. Differenzierungen gegenüber physiologischen
Nebenechos können hierbei gelegentlich Schwierigkeiten verursachen
(Seite 28).

2. Erweiterung der Hirnkammern

a) *Mittelecho bei erweitertem dritten Ventrikel*

Bei Erweiterung des dritten Ventrikels kommt es zu einer abnormen Doppelung des Mittelechos. Der Abstand der von den Seitenwänden des dritten Ventrikels erhaltenen Reflexionen entspricht der Weite dieser Hirn-
kammer. Während bei hirnatrophischen Prozessen die gedoppelten Mittel-

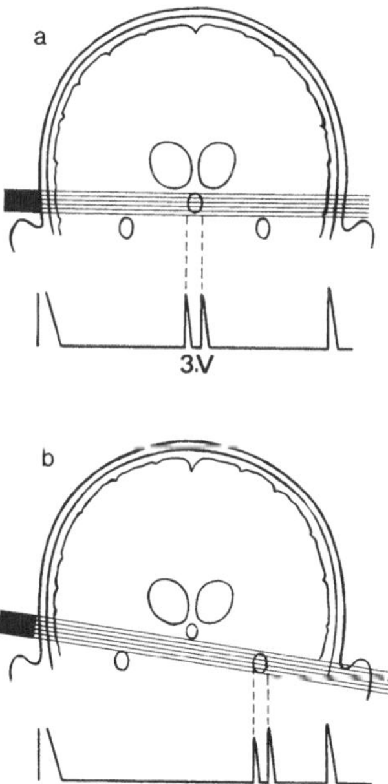

Abbildung 11 Darstellung des
3. Ventrikels (a) und des Tempo-
ralhorns (b) bei Ventrikelerweiterung (siehe auch Abb. 23 a und b)

echos identisch erscheinen, kommt es meist bei infratentoriellen Tumoren mit nachfolgendem obstruktiven Hydrozephalus zu einer Differenz der gedoppelten Mittelechos (Abbildung 22).

b) Seitenventrikelechos bei Ventrikelerweiterung

Von den Temporalhörnern ist infolge ihrer stärkeren Krümmung bei einer Erweiterung des Ventrikelsystems eine deutliche Reflexion zu erhalten; zu Ihrer Darstellung ist meist eine leichte Neigung des Schallkopfes nach unten erforderlich (Abb. 11). Zusätzlich kann durch den Hirnmantelindex (Seite 28) eine einseitige oder beidseitige Erweiterung der Seitenventrikel diagnostiziert werden, auch wenn sich die Weite des dritten Ventrikels nicht bestimmen läßt (Hirnstammtumoren usw.).

VIII. Täuschungsmöglichkeiten beim Echoenzephalogramm

Wie bei jedem technischen Untersuchungsverfahren sind auch bei der Echoenzephalographie eine Reihe von Täuschungsmöglichkeiten gegeben, die durch technische Fehler und dadurch bedingte Fehlinterpretationen hervorgerufen werden. Hiervon zu unterscheiden sind Fehldiagnosen, die in den Grenzen der Methode selbst begründet sind. Voraussetzung für die Durchführung einer korrekten echoenzephalographischen Untersuchung sind ausreichende technische, biophysikalische und topographisch-anatomische Kenntnisse. Hinzu kommt eine subtile Untersuchungstechnik und längere praktische Übung sowie Ausbildung durch einen erfahrenen Kollegen. Hierdurch können viele Täuschungen und Fehlinterpretationen vermieden werden, die gerade in den Anfängen der Echoenzephalographie durch ungenügende Vertrautheit mit der Methode Zweifel an ihrem Wert selbst aufkommen ließen. Nicht zuletzt muß aber noch einmal darauf hingewiesen werden, daß die Echoenzephalographie, wie andere technische Untersuchungsverfahren, über die wir heute verfügen, ein Hilfsmittel darstellt, das nur in Verbindung mit Anamnese und sorgfältiger klinischer Untersuchung Aussagewert besitzt.

1. Schwierigkeiten beim Auffinden des Mittelechos

Neben den Komplexen des Initial-, Mittel- und Endechos treten häufig bei echoenzephalographischen Untersuchungen eine Vielzahl nach Form und Amplitude unterschiedlicher Nebenechos auf, die eine exakte Beurteilung erschweren und in vereinzelten Fällen sogar unmöglich machen können. Zusätzlich kann bei einer geringen Anzahl vornehmlich älterer Patienten kein eindeutiges Mittelecho registriert werden, häufig hervorgerufen durch die auf die Temporalschuppe übergreifende Pneumatisation des Felsenbeins, wodurch ungünstige Reflexionsbedingungen für den Ultraschall geschaffen werden. Da in diesen Fällen zur Durchdringung der Kalotte eine höhere Ultraschallintensität erforderlich ist, können Hirnwindungen, sklerosierte Gefäße und das Ventrikelsystem relativ hohe Echos hervorrufen, die zu zahlreichen Täuschungsmöglichkeiten Anlaß geben.

Gerade auf den Anfänger kann diese Vielzahl von Echos entmutigend wirken, besonders in jenen Notfällen posttraumatischer intrakranieller Blutungen, bei denen eine rasche echoenzephalographische Aussage gefordert wird. Es ist daher zweckmäßig, sich an einer genügenden Anzahl normaler Versuchspersonen verschiedener Altersstufen eine ausreichende Erfahrung anzueignen. Erst die Anfertigung einer größeren Anzahl normaler Echogramme vermittelt jene Sicherheit, die beim Auftreten technischer Schwierigkeiten Fehlinterpretationen vermeiden hilft.

2. Scheinbare Mittelechodifferenzen

Wird vor Beginn einer Untersuchung die theoretische Mittellinie nicht bestimmt, sind Fehlinterpretationen oft nicht zu vermeiden. Eine hohe Amplitude, eine bestimmte Form oder Lokalisation eines sogenannten „Mittelechos" allein sind keinesfalls ein zuverlässiges Kriterium für sein Auffinden, wie fälschlicherweise gelegentlich angenommen wird.

Am häufigsten werden scheinbare Mittelechodifferenzen erzeugt, wenn bei Beschallung von beiden Seiten jeweils die kontralaterale Wand des dritten Ventrikels erfaßt wird oder dritter Ventrikel und Seitenventrikel bzw. Temporalhorn jeweils nur von einer Seite dargestellt werden (Abbildung 12).

Es ist daher sehr wichtig, bei derartigen scheinbaren Mittelechodifferenzen eine zuverlässige Darstellung des Ventrikelsystems zu erreichen und insbesondere die Weite des dritten Ventrikels genau zu bestimmen. Diese Grundregel wird häufig außer acht gelassen, was zu unnötigen weiteren neuroradiologischen Maßnahmen ohne positives Resultat führen kann. Schädelasymmetrien, Knochenverdickungen, extrakranielle Weichteilverdickungen sowie die nicht exakte Übereinanderprojektion beider Endechos

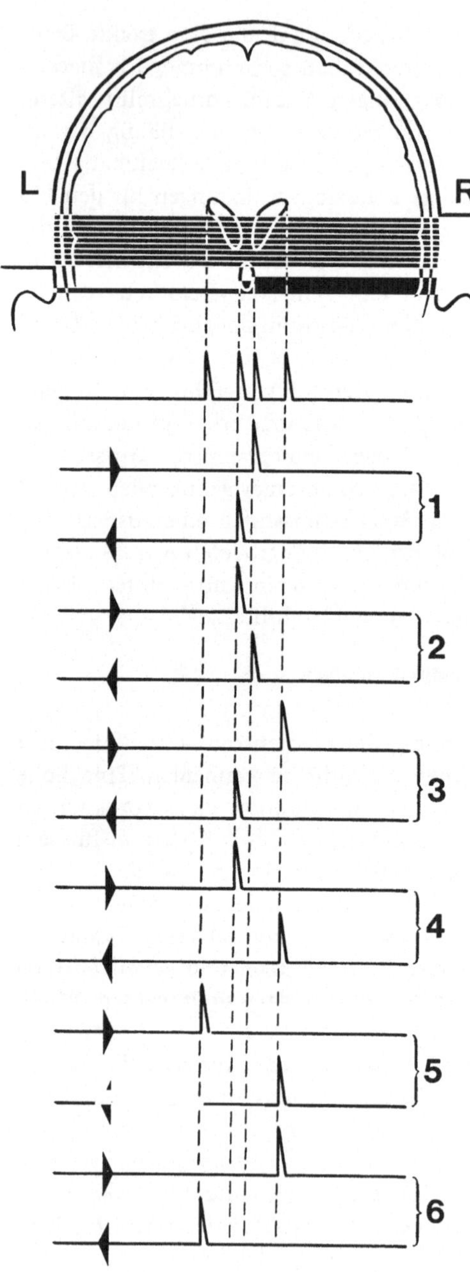

Abbildung 12
Schematische Darstellung
scheinbarer Mittelecho-
differenzen bei ungenauer
Ableitungstechnik

können gleichfalls scheinbar pathologische Befunde erzeugen (Seite 25 f.). Der Vollständigkeit halber sei noch erwähnt, daß durch eine Seitenverwechslung bei der Ableitung Fehldeutungen möglich sind, die natürlich bei einem von vornherein in der Reihenfolge festgelegten Untersuchungsablauf vermeidbar sind.

IX. Schädigungsmöglichkeiten durch Ultraschall

Das biologische Gewebe kann thermischen, chemischen und mechanischen Schädigungsmöglichkeiten durch Ultraschall unterliegen. Experimentelle Untersuchungen haben jedoch gezeigt, daß bei der im allgemeinen bei Ultraschalltherapiegeräten zur Anwendung kommenden maximalen Energie von 3 Watt/cm² keine Gewebeschädigungen nachweisbar sind.
Die beim Echoimpulsverfahren zur Verfügung stehende Energie liegt maximal zwischen 1–5 Milliwatt/cm², so daß auch bei der geringeren Ultraschallabsorption des kindlichen Schädels unabhängig von der Untersuchungsdauer keine Schädigungen auftreten können. Summationseffekte sind ausgeschlossen.

Die Echoenzephalographie gehört zu der vielgestaltigen Gruppe der neurophysiologischen Untersuchungsmethoden, denen oft nachgesagt wird, mehr theoretisch-wissenschaftliches Interesse zu erwecken, als eine tatsächliche praktische Hilfe darzustellen. Wenn diese Behauptung schon auf die Mehrzahl der genannten Untersuchungsmethoden kaum zutrifft, so gilt sie mit Sicherheit nicht für die Echoenzephalographie, deren nahezu ausschließlich praktische Bedeutung einen echten diagnostischen Fortschritt im medizinischen Alltag zahlreicher Fachgebiete darstellt.

Nicht nur der Neurologe, Psychiater oder Neurochirurg sieht sich häufig bei differentialdiagnostischen Problemen mit der Frage konfrontiert, einen raumfordernden intrakraniellen Prozeß als Ursache der jeweils vorliegenden Symptome auszuschließen. Auch der Allgemeinpraktiker, der Internist und der Pädiater haben hier gegebenenfalls rasche Entscheidungen zu treffen. Dies gilt vor allem für die an Häufigkeit zunehmende Notfallsituation der *akut auftretenden posttraumatischen intrakraniellen Hirndrucksteigerung*, vorwiegend verursacht durch das *epi-* und *subdurale Hämatom*. Diagnose und Beurteilung von Schädelhirntraumen und deren Folgeerscheinungen sind besonders bei Bewußtlosen schwierig und verantwortungsvoll, da in solchen Fällen die erfolgreiche Therapie von einer *raschen* und *zuverlässigen Seitenlokalisation* abhängt. Auch in der allgemeinen täglichen Praxis beanspruchen häufig Kopfschmerzen, Schwindel und Bewußtseinsstörungen als vieldeutige zerebrale Allgemeinsymptome gerade bei älteren Kranken einen erheblichen diagnostischen Aufwand, um im Einzelfall den pathogenetischen Zusammenhang zu klären. Hinzu kommt, daß man sich hierbei ungern zu tiefgreifenden, neuroradiologischen Maßnahmen entschließt. Die Diagnose „Tumor cerebri" ist auch in jenen Fällen schwierig, wo gleichzeitig ein Hypertonus oder Stoffwechselstörungen, etwa ein Diabetes mellitus, vorliegen. Insbesondere das Altersgliom kann in seinen Anfangssymptomen intermittierende zerebrovaskuläre Zirkulationsstörungen beim Hypertonus und bei der diabetischen Angiopathie vortäuschen. Ähnliches gilt für das hirnorganische Psychosyndrom beim älteren Patienten als klinisches Korrelat eines diffusen Kortexschadens.

Bei allen derartigen differentialdiagnostischen Problemen mit häufig uncharakteristischer allgemeiner Symptomatik steht der *raumfordernde intrazerebrale Prozeß* im Mittelpunkt aller Erwägungen. Technische Untersuchungsverfahren, die man neben dem klinischen Befund hierbei zu Hilfe nehmen kann, sind häufig nur in einer speziell dafür ausgerüsteten Klinik durchführbar.

Dies gilt vor allem für die nur mit erheblichem Aufwand durchführbaren Röntgenkontrastverfahren (Karotis- und Vertebralisarteriographie, Luftenzephalographie), die zudem einer strengen Indikation bedürfen, da sie für den Patienten belastend und nicht beliebig oft reproduzierbar sind.

Die Echoenzephalographie bietet in der Hand des geübten und in der Methode erfahrenen Arztes nicht nur im gewissermaßen engen Rahmen einer Klinik die Möglichkeit, innerhalb kurzer Zeit mit geringem technischen Aufwand und mit hinreichender Genauigkeit die Diagnose einer intrazerebralen Raumbeschränkung zu stellen. Hierin ist der *echte* und *wesentliche diagnostische Fortschritt* zu sehen, den die Echoenzephalographie bringt und der auf dem Gebiet der gedeckten Schädelhirnverletzungen zu einer Verminderung der Mortalitätsrate führen kann.

Wie bereits erwähnt (Seite 20 ff.), ist es zweckmäßig, bei allen echoenzephalographischen Untersuchungen nach einem einmal festgelegten Schema vorzugehen. Großer Wert ist dabei auf eine einwandfreie photographische Registrierung zu legen, da nur eine solche Dokumentation stichhaltige Vergleiche mit nachfolgenden Kontrolluntersuchungen ermöglicht. *Subtile Untersuchungstechnik* mit entsprechender *photographischer Dokumentation* und *übersichtlicher Archivierung* sind die Voraussetzung für präzise diagnostische Ergebnisse mit Hilfe der Echoenzephalographie (Seite 68).

I. Chirurgisch-neurochirurgische Notfälle

Posttraumatische intrakranielle Blutungen

Die Entstehung intrakranieller Blutungen als Folge von Schädeltraumen ist schon seit dem Altertum bekannt. Nach den Berichten des arabischen Arztes *Rhazes* um 900 n. Chr. scheint man schon zu dieser Zeit von der Möglichkeit einer Entfernung intrakranieller Hämatome durch eine Trepanation gewußt zu haben. Einem Obduktionsbefund aus dem 16. Jahrhundert von *Paré* und *Vesalius* kann man entnehmen, daß Heinrich II. aus dem Hause Valois an einer intrakraniellen Blutung als Folge einer Turnierverletzung starb. Erstmals erfolgreich wurde eine traumatische intrakranielle Blutung wenige Tage nach dem Unfall im Jahr 1619 durch den Schweizer Arzt *Matthias Glandorp* operiert. Im 18. und 19. Jahrhundert konnten *Jean-Louis Petit* und *Berkeley Hill* mehrere Hämatome erfolgreich operativ entleeren.

Auch heute stellt die akut auftretende posttraumatische intrakranielle Drucksteigerung, vor allem durch epi- und subdurale Hämatome verursacht, trotz fortgeschrittener Diagnostik und moderner operativer Technik eine gefürchtete Komplikation beim Schädelhirntrauma dar. Meistens beginnt eine posttraumatische Blutung sofort nach dem Schädeltrauma durch Zerreißen einer kleinen oder größeren Arterie oder Vene, wobei je nach Stärke der Blutung die Größenzunahme der Hämatome außerordentlich differieren kann. Aus diesem Grunde sind die jeweiligen Zeitpunkte, bei welchen ein Hämatom zu *klinischen Symptomen* führt, sehr verschieden. Die Zeitspanne reicht hier von Minuten über Stunden bis zu Tagen, wobei etwa 15 % innerhalb der ersten Stunde zu klinisch manifesten Symptomen führen. Leider haben sich die klassischen klinischen Hämatomsymptome in Form von homolateraler Pupillenerweiterung, sekundärer Bewußtseinsstörung mit oder ohne freiem Intervall sowie kontralateraler Parese als sehr unzuverlässig erwiesen, was den Nachweis und die exakte Lokalisation eines Hämatoms betrifft. Gerade die frühzeitige *Seitenlokalisation* aber ist für die erfolgreiche und lebensrettende operative Therapie des Verletzten *ausschlaggebend*. Die modernen Röntgenkontrastverfahren, insbesondere die Karotis- und Vertebralisangiographie, stellen eine wesentliche Bereicherung der Diagnostik dar, sie sind aber nur in einer Klinik mit erheblichem zeitlichem und technischen Aufwand durchführbar. Auch die Erwartungen, die man in dieser Beziehung an das Elektroenzephalogramm gestellt hat, haben sich leider nicht erfüllt.

Besonders in jenen Kliniken, die über keine eigenen neuroradiologischen Untersuchungsmöglichkeiten verfügen und in denen gegebenenfalls Nottrepanationen vorgenommen werden müssen, stellt der unproblematische Einsatz der Echoenzephalographie zur frühzeitigen Erkennung von posttraumatischen intrakraniellen Blutungen eine unabdingbare Notwendigkeit dar. Auch am Unfallort selbst ermöglichen kleine tragbare Apparate eine rasche Diagnostik solcher gefürchteten Komplikationen des Schädeltraumas und somit eine rechtzeitige, gezielte Therapie.

In diesem Zusammenhang ist erwähnenswert, daß allein in der Bundesrepublik zur Zeit jährlich mit etwa 150–200 000, davon 30–50 000 schweren Schädelhirntraumen zu rechnen ist, von denen etwa 10 000 von Hämatomen begleitet sind.

Gerade im Zusammenhang mit Verkehrsunfällen unter Alkoholeinfluß können für den für die weitere Versorgung des Verletzten verantwortlichen Arzt differentialdiagnostische Schwierigkeiten bei der Abgrenzung der Frage: *Trunkenheit – Schädelhirntraumafolge* entstehen, da die akuten Symptome eines Schädelhirntraumas dem Zustandsbild der Trunkenheit bis zur Identität ähneln können. Zahlreiche auch in der Öffentlichkeit bekannt gewordene Fälle haben leider gezeigt, daß hier folgenschwere Verwechslungen nicht allzu selten sind. Auch hier ermöglicht die Erkennung eines posttraumatischen raumfordernden intrakraniellen Prozesses durch die Echoenzephalographie eine entsprechende differentialdiagnostische Abgrenzung und somit weitere geeignete Maßnahmen.

1. Epidurale Hämatome

Die häufigste Ursache einer epiduralen Blutung ist eine Verletzung der A. meningica media bzw. einer ihrer Äste. Meistens kommt eine derartige Verletzung durch eine Fraktur zustande, die den Verlauf dieser Arterie in der Schläfenbeinschuppe kreuzt. Deshalb sind homolaterale, *temporale* epidurale Hämatome am häufigsten, während frontale, okzipitale und vor allem infratentorielle Blutungen relativ selten sind. Ähnlich selten sind auch epidurale Blutergüsse, die aus einem verletzten Sinus durae matris oder aus einer Diploevene stammen. Auch Fälle epiduraler Hämatome ohne Nachweis einer Schädelfraktur sind bekannt.

Beginn, Entwicklung und Verlauf der klinischen Erscheinungen werden von der Art der Gefäßschädigung, der dadurch hervorgerufenen Intensität der Blutung und dem begleitenden Hirnödem bestimmt. Je *früher* durch eine Seitenlokalisation die operative Entlastung ermöglicht wird, desto *größer* ist die Überlebenschance für den Verletzten. Leider treten eindeutige klinische Symptome erst bei fortgeschrittenem Hirndruck auf, wodurch der Erfolg einer Trepanation meist in Frage gestellt wird. Auch Übersichtsaufnahmen des Schädels, auf denen eine Frakturlinie den Kanal der A. meningica media bzw. einen ihrer Äste kreuzt, sind für eine Seitendiagnose nicht beweisend, da das Hämatom auch auf der Gegenseite der Fraktur liegen kann. Angiographische Untersuchungen zur exakten Lokalisation des Blutungsherdes sind, wie schon erwähnt, nur an speziell dafür ausgerüsteten Kliniken möglich; der unter Umständen lange Transport des Verletzten bedeutet aber den Verlust kostbarer Zeit und damit eine Minderung seiner Überlebenschancen.

Aus diesem Grunde sind *häufige* und *kurzfristige* echoenzephalographische Untersuchungen des Unfallverletzten mit frischem Schädelhirntrauma unerläßlich, um die Entwicklung einer Mittelechodifferenz *über 2 mm* zu erkennen, die für die Seitenlokalisation der epiduralen Blutung *entscheidend* ist.

Ein einmaliges negatives Ergebnis einer Echountersuchung nach einem Schädeltrauma reicht für eine verbindliche diagnostische Aussage keinesfalls aus. Gerade während der kritischen ersten Stunden nach einem Unfall kann durch die ungefährliche und beliebig oft zu wiederholende echoenzephalographische Untersuchung der Verlauf genau beobachtet werden: die epidurale Blutung kann noch *vor* dem Auftreten klinisch-neurologischer Symptome erkannt werden.

Untersuchungstechnik beim epiduralen Hämatom

Gerade beim epiduralen Hämatom sind die Verletzten oft unruhig, so daß die echoenzephalographische Untersuchung Schwierigkeiten bereitet und besonderer technischer Erfahrung des Untersuchers bedarf.

Wie bei jeder echoenzephalographischen Untersuchung beginnt man mit der bitemporalen Horizontalbeschallung (Seite 22). Um Fehldeutungen zu vermeiden, ist es dabei erstrebenswert, die Weite des dritten Ventrikels zu bestimmen. Läßt sich hierbei keine Mittelechoverlagerung nachweisen, so folgt auf jeden Fall die hochtemporo-parietale Schrägbeschallung (Abbildung 13).

Nur durch einen derartigen zielgerichteten Untersuchungsablauf ist gewährleistet, daß zum Beispiel in den seltenen Fällen symmetrischer bitemporaler Hämatome mit geringer oder fehlender intrakranieller Massenverschiebung Fehldiagnosen vermieden werden.

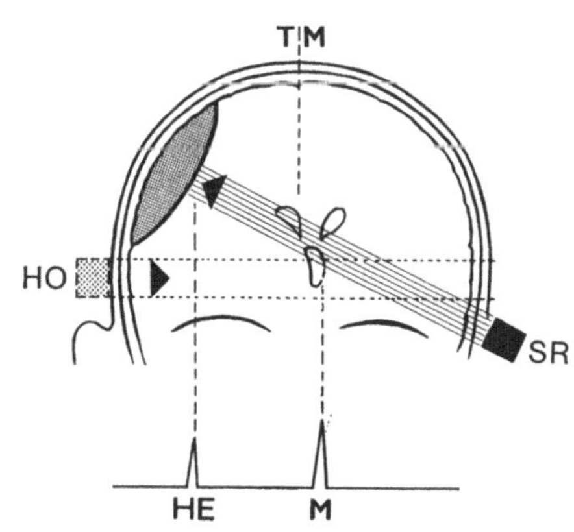

Abbildung 13 Technik der Schrägbeschallung bei parietalen epi- und subduralen Blutungen. Bei Horizontalbeschallung (HO) Mittelechoverlagerung (M), Hämatomnachweis (HE) aber erst bei Schrägbeschallung (SR)

Mittelechodifferenz beim epiduralen Hämatom

Die im Echoenzephalogramm zu registrierenden Mittelechoverlagerungen bei den epiduralen Hämatomen sind in ihrem Ausmaß von der *topagraphischen Lokalisation*, der *Intensität* der Blutung und dem begleitenden *Hirnödem* abhängig. Diese Faktoren bestimmen jeweils die Verlagerung der medianen Hirnstrukturen und somit die Größe der Mittelechodifferenz.

Naturgemäß zeigen dabei die *homolateralen temporalen*, epiduralen Hämatome, die etwa zwei Drittel aller posttraumatischen intrakraniellen Blutungen ausmachen, durch ihre massive raumverdrängende Wirkung auf die medianen Hirnstrukturen die deutlichsten Mittelechoverlagerungen (im Mittel etwa 8–9 mm). Nach den experimentellen Untersuchungen von *Oberschulte – Beckmann* und *Otto* sind diese Hämatome echoenzephalographisch bereits ab 15 ml Inhalt nachweisbar. Je weiter parietotemporal und parietal bzw. frontal und okzipital die Blutung liegt, um so geringer ist ihre Einwirkung auf die Medianstrukturen und demgemäß um so geringer die erhaltene Mittelechodifferenz. Ähnliches gilt für Kleinhirnhämatome und die bereits erwähnten seltenen Fälle symmetrischer, bitemporaler Blutungen (Seite 43). Erhält man daher bei Verdacht auf ein epidurales Hämatom geringe oder keine Mittelechodifferenzen, so müssen derartige Möglichkeiten in Betracht gezogen werden. Man muß dann versuchen, durch die variable Technik der *Schrägbeschallung* (Abb. 13) den direkten Nachweis der Blutung durch ein einwandfrei dargestelltes

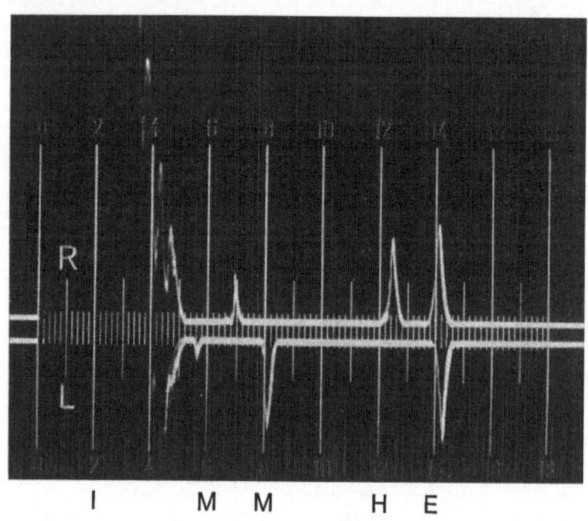

Abbildung 14 Linksseitiges, epidurales temporales Hämatom
H = Hämatomecho

Hämatomecho zu führen. Nicht nur in jenen Fällen ist es wichtig, sich der Tatsache bewußt zu sein, daß die jeweilige Mittelechoverlagerung als *indirekter* Nachweis der Blutung zwar deren Seitenlokalisation angibt, daß aber *nur* das Hämatomecho selbst eine Artdiagnose ermöglicht (etwa 60–70 % der Fälle).

Hämatomecho beim epiduralen Hämatom

Die vorgewölbte, gepannte Dura, die bei der epiduralen Blutung von der Schädelkalotte abgedrängt ist, stellt sich im Schädelinneren für die Echoenzephalographie als deutliche, neue und unphysiologische akustische Grenzfläche dar. Wie bereits im Abschnitt UEG-Technik erläutert, ist für den echoenzephalographischen Nachweis einer solchen Grenzfläche in Form einer entsprechenden Echozacke der jeweilige *Auftreffwinkel* des Schallstrahls für deren Amplitude entscheidend (Seite 14). Im Falle der beim epiduralen Hämatom vorgewölbten Dura ist hier der Spielraum klein, da die Grenze für ein diagnostisch verwertbares Hämatomecho bei einem Auftreffwinkel von 85° liegt *(Schiefer)*. Hieraus ergibt sich die Notwendigkeit, durch eine sorgfältige manuelle Technik eine solch günstige Schallkopfposition zu erreichen, die einen Auftreffwinkel von möglichst 90° auf der vorgewölbten Dura ergibt. Naturgemäß läßt sich ein Hämatomecho bei homolateralen temporalen Hämatomen bereits bei der Horizontalbeschallung nachweisen. Es ist deutlich ausgeprägt und erreicht bzw. übertrifft sogar häufig in der Amplitude die Höhe des Endechos (Abbildung 14). Hierbei kann auch von der Beschallungsseite her die Blutung als

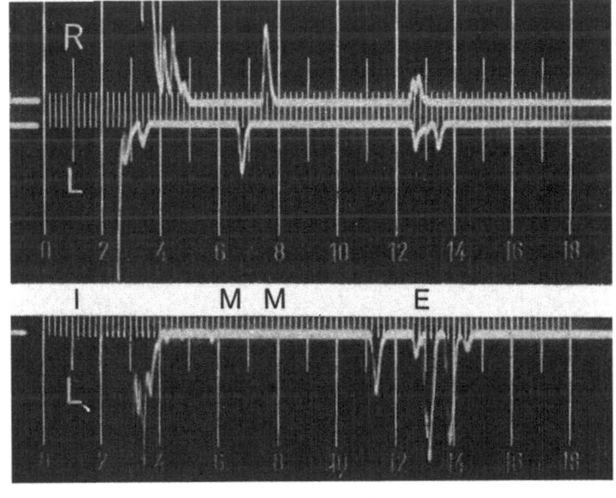

Abbildung 15　Rechtsseitiges parietales epidurales Hämatom. Erhalt des Hämatomechos erst nach Schrägbeschallung von links (H)

Hämatomecho kurz hinter dem Initialecho sichtbar sein. In den erwähnten Fällen temporo-parietaler und parietaler bzw. frontaler Blutungen gelingt unter den genannten Voraussetzungen ein direkter Nachweis nur mit Hilfe der Schrägbeschallung (Abbildungen 13 und 15).

Grundsätzlich rechtfertigt der Nachweis eines *Hämatomechos* in Verbindung mit einer *zunehmenden Mittelechodifferenz* eine sofortige Nottrepanation auch *ohne* angiographische Untersuchung.

Täuschungsmöglichkeiten beim epiduralen Hämatom

Scheinbare Hämatomechos. Bei subtiler Untersuchungstechnik und fundierten anatomischen Kenntnissen sind die Täuschungsmöglichkeiten bei der echoenzephalographischen Erkennung epiduraler Hämatome gering. Am häufigsten täuscht die jeweils *einseitige* Erfassung der Wände des dritten Ventrikels falsche Mittelechodifferenzen vor (Seite 35). Gleichzeitig können die Außenwände der *Temporalhörner* und *Verkalkungen* des Plexus chorioideus Reflexionen entstehen lassen, die einem Hämatomecho ähneln (Seite 28). Auch *Impressionsfrakturen* im Bereich der Temporo-Parietalregion, bei denen das imprimierte Knochenstück senkrecht vom Schallstrahl getroffen wird, können scheinbar pathologische Hämatomechos erzeugen. In jenen Fällen kommt es aber nicht zu der erwähnten *zunehmenden Mittelechodifferenz*, die neben dem direkten Hämatomnachweis für ein epidurales Hämatom kennzeichnend ist. Wie bereits bei der Untersuchungstechnik erläutert, schützt vor allem eine präzise Darstellung des *dritten Ventrikels* vor Fehlinterpretationen. Um symmetrische Echos der Seitenventrikel nicht mit den Hämatomechos der sehr seltenen beiderseitigen temporalen epiduralen Hämatome zu verwechseln, ist eine exakte echoenzephalographische Lokalisation des Ventrikelsystems erforderlich (Seite 33; Abb. 9).

Karotisverschluß und epidurales Hämatom. Einseitige Karotisverschlüsse können auf Grund des begleitenden Hirnödems zum Teil Mittelechodifferenzen hervorrufen, die denen beim epiduralen Hämatom nicht wesentlich nachstehen. Besteht in solchen Fällen gleichzeitig anamnestisch ein Zusammenhang mit einem frischen Schädelhirntrauma, so ist bei fehlendem Hämatomnachweis große Zurückhaltung bei der echoenzephalographischen Diagnose geboten. Eine sorgfältige *Palpation* und *Auskultation* beider Aa. carotis ist hierbei unerläßlich.

In den äußerst seltenen Fällen eines gemeinsamen Auftretens von Karotisverschluß und epiduralem Hämatom sind häufig bereits zu Beginn gewöhnlich große Mittelechodifferenzen über 1,5–2 cm zu registrieren, die in scheinbarem Widerspruch zum klinisch-neurologischen Erscheinungsbild des Unfallverletzten stehen können. Hier sind Fehldiagnosen zu vermeiden, wenn man an die Möglichkeit eines Zusammentreffens von epiduralem Hämatom und Karotisverschluß überhaupt denkt und eine entsprechend subtile echoenzephalographische Untersuchung mit einer sorgfältigen Palpation und Auskultation beider Aa. carotis verbindet. Dies gilt vor allem für *ältere* Unfallverletzte, bei denen ein bis dahin latent gebliebener partieller Karotisverschluß durch das Unfallereignis klinisch manifest werden kann (Abb. 16).

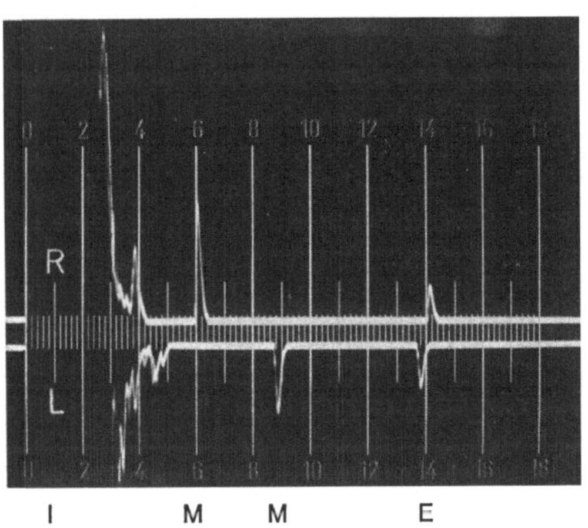

Abbildung 16 Erhebliche Mittelechoverlagerung bei linksseitigem Karotisverschluß und gleichzeitigem links-okzipitalen posttraumatischen subduralen Hämatom

2. Subdurale Hämatome

Die subduralen Hämatome sind unter posttraumatischen intrakraniellen Blutungen am häufigsten, ihr Verhältnis zu den epiduralen Hämatomen beträgt etwa 3:1. Da das Zeitintervall zwischen dem Schädelhirntrauma und dem Auftreten klinisch-neurologischer Erscheinungen sehr differieren kann, ist eine Unterteilung der subduralen Hämatome in *akute, subakute* und *chronische* Verlaufsformen unerläßlich. Nach *Loew, Wüstner, Krayenbühl* und *Tönnis* sind unter einem akuten subduralen Hämatom nur solche Blutungen zu verstehen, die bereits in den ersten *48 Stunden* nach dem Trauma raumforderndem Charakter zeigen. Das subakute Stadium schließt den *3.–14. Tag* ein, als chronische subdurale Blutungen sind jene nach dem *14. Tag* in bezug auf das Unfallereignis anzusprechen.

a) Das akute subdurale Hämatom

Das akute subdurale Hämatom entsteht nahezu immer durch Verletzung eines Hirngefäßes und durch Ruptur der Arachnoidea, ist also meist mit einer Hirnzertrümmerung beträchtlichen Ausmaßes und schwerer klinischer Initialsymptomatik verbunden. Obwohl sich das akute subdurale Hämatom in diesem Punkt vom epiduralen Hämatom unterscheidet, ist es im Einzelfall oft unmöglich, nach klinischen Gesichtspunkten eine Differenzierung vorzunehmen. Man ist auf die Symptomatik einer zunehmenden Hirnkompression durch das akute subdurale Hämatom für die klinische Diagnose angewiesen, wodurch unter Umständen die Überlebenschancen des Verletzten durch die erst spät einsetzende operative Entlastung gemindert werden können.

Auch beim akuten subduralen Hämatom trägt die Echoenzephalographie wie beim epiduralen Hämatom dazu bei, noch *vor* dem Auftreten eindeutiger klinischer Symptome im Sinne einer Hirnkompression durch eine frühzeitige Erkennung die Prognose entscheidend zu verbessern.

Untersuchungstechnik beim akuten subduralen Hämatom

Die echoenzephalographische Untersuchungstechnik hierbei entspricht der beim epiduralen Hämatom (Seite 43). Man beginnt wie immer mit der bitemporalen Horizontalbeschallung, wobei vor allem auf eine einwandfreie Darstellung des *dritten Ventrikels* Wert zu legen ist. Da die Mehrzahl der akuten subduralen Hämatome über den lateralen Außenflächen des Gehirns gelegen ist, ist meist bereits durch diese Untersuchung eine Diagnose möglich. Bei fehlender Mittelechodifferenz folgen die verschiedenen Arten der Schrägbeschallung (Abb. 13).

Wie bereits bei den epiduralen Hämatomen erwähnt, gilt auch hier die Grundregel, daß ein *einmaliges negatives* Ergebnis einer Echountersuchung nach einem Schädelhirntrauma keinesfalls für eine verbindliche diagnostische Aussage ausreicht. *Fortlaufende* Kontrollen sind unerläßlich (Seite 43).

Mittelechodifferenz beim akuten subduralen Hämatom

Wie beim epiduralen Hämatom sind die zu registrierenden Mittelechoverlagerungen beim akuten subduralen Hämatom in ihrem Ausmaß von der *topographischen* Lokalisation, der *Intensität* der Blutung und dem begleitenden *Hirnödem* abhängig. Da sich aber im Gegensatz zu den epiduralen Hämatomen die akuten subduralen Blutungen als Folge ausgedehnter Hirnzertrümmerungen meist *flächenhaft* über die ganze Hemisphäre ausbreiten, ist ihre Einwirkung auf die medianen Hirnstrukturen im allgemeinen *geringer* als die der epiduralen Hämatome. Demgemäß sind die erhaltenen Mittelechodifferenzen durchschnittlich geringer als beim epiduralen Hämatom, wobei hier auch die jeweilige Lokalisation: temporal, frontal, okzipital usw. eine Rolle spielt (Seite 44).

Wie beim epiduralen Hämatom gilt auch beim akuten subduralen Hämatom der Grundsatz, daß die jeweils erhaltene Mittelechoverlagerung als indirekter Nachweis der Blutung zwar deren Seitenlokalisation angibt, daß aber auch hier nur das Hämatomecho selbst eine Artdiagnose ermöglicht.

Hämatomecho beim akuten subduralen Hämatom

Während beim epiduralen Hämatom durch die vorgewölbte Dura eine deutliche und markante akustische Grenzfläche gegeben ist, fehlt eine solche beim akuten subduralen Hämatom infolge der mehr oder weniger ausgedehnten Hirngewebszertrümmerung. Demzufolge ist die Amplitude des Hämatomechos beim akuten Subduralhämatom um durchschnittlich ein Drittel geringer als die des epiduralen Hämatoms. Wesentlich für den Nachweis eines Hämatomechos beim akuten subduralen Hämatom ist außerdem der Auftreffwinkel des Schallstrahls auf die Hämatomgrenzfläche, der nur in dem engen Grenzbereich zwischen 85°–90° diagnostisch

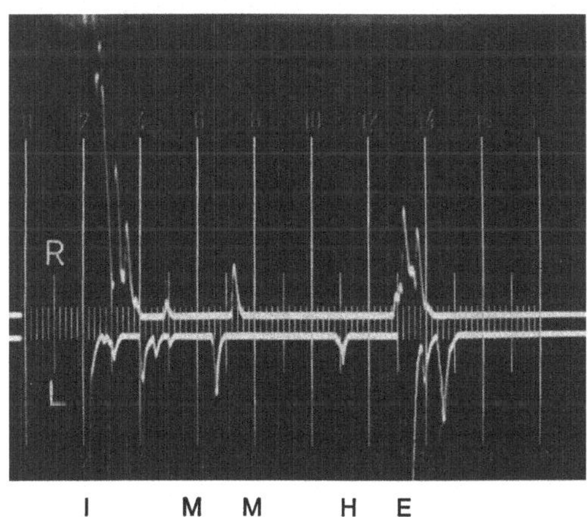

Abbildung 17 Rechtstemporales akutes subdurales Hämatom (H)

verwertbare Ergebnisse bringt (Seite 45). Es ist also auch hier, wie bereits bei den epiduralen Hämatomen erwähnt, eine *sorgfältige manuelle Technik* erforderlich, um eine entsprechend günstige Schallkopfposition zu erreichen. Während sich ein Hämatomecho bei homolateralen temporalen akuten subduralen Hämatomen meist bereits bei der Horizontalbeschallung nachweisen läßt, ist bei anders gelagerten Blutungen zu dessen direktem Nachweis eine Schrägbeschallung erforderlich (Abb. 13).

Grundsätzlich rechtfertigt auch beim akuten subduralen Hämatom der Nachweis eines Hämatomechos in Verbindung mit einer zunehmenden Mittelechodifferenz eine sofortige Nottrepanation auch *ohne* angiographische Untersuchung (Abbildung 17).

Täuschungsmöglichkeiten beim akuten subduralen Hämatom

Scheinbare Hämatomechos. Wie bereits beim epiduralen Hämatom erwähnt, sind bei subtiler Untersuchungstechnik und fundierten anatomischen Kenntnissen die Täuschungsmöglichkeiten bei der echoenzephalographischen Erkennung akuter subduraler Hämatome gering. Da die Amplitude der Hämatomechos im Durchschnitt geringer ist als die der epiduralen Hämatome, ist besonders auf eine exakte *Darstellung des Ventrikelsystems* Wert zu legen, um Verwechslungen mit den Echos der Seitenventrikel zu vermeiden. Dies gilt vor allem für die seltenen Fälle beiderseitiger temporaler akuter subduraler Hämatome (Seite 52).

Karotisverschluß und akutes subdurales Hämatom. Obwohl die beim Karotisverschluß auftretenden Mittelechodifferenzen im allgemeinen deutlicher ausgeprägt sind als beim akuten subduralen Hämatom, ist eine derartige differentialdiagnostische Möglichkeit immer mit in Betracht zu ziehen, wozu eine sorgfältige Palpation und Auskultation beide Aa. carotides unerläßlich ist. Ähnliches gilt für das Zusammentreffen von Karotisverschluß und akutem subduralem Hämatom, woran vor allem bei älteren Patienten zu denken ist (Seite 47).

b) Das subakute subdurale Hämatom

Echoenzephalographisch gelten für den Nachweis der subakuten subduralen Hämatome die gleichen Richtlinien wie sie bei den akuten subduralen Blutungen ausgeführt (Seite 48) sind. Die Amplitude des Hämatomechos entspricht im allgemeinen der beim akuten subduralen Hämatom, da bei den subakuten subduralen Blutungen noch keine deutliche Hämatomkapsel ausgebildet ist, wie es in der Regel beim chronischen subduralen Hämatom der Fall ist.

c) Das chronische subdurale Hämatom

Während sich das akute und subakute subdurale Hämatom mehr flächenhaft ausbreitet, wird die chronische subdurale Blutung durch eine sich allmählich ausbildende *Hämatomkapsel* abgegrenzt und der Hämatominhalt verflüssigt. Hierdurch entstehen gerade in bezug auf akustische Grenzflächen für den Ultraschall *günstige* Bedingungen, die in der Mehrzahl der Fälle einen direkten Hämatomnachweis ermöglichen. Da die chronischen subduralen Blutungen überwiegend parietal lokalisiert sind, ist für diesen direkten Nachweis allerdings meist eine *Schrägbeschallung* erforderlich (Abb. 13).

Auf Grund der häufig uncharakteristischen klinischen Symptomatik stellt das chronische subdurale Hämatom sowohl im Kindes- als auch im Erwachsenenalter im allgemeinen ein schwieriges diagnostisches Problem dar. Hinzu kommt, daß man sich gerade bei Kindern und älteren Erwachsenen nur ungern zu neuroradiologischen Maßnahmen entschließt, wenn die klinische Symptomatik hierfür unzureichend erscheint. Gerade hier stellt die Echoenzephalographie auf Grund ihrer unkomplizierten Anwendung und ihrer Ungefährlichkeit für eine Ausschlußdiagnose das Mittel der Wahl dar.

Chronisches subdurales Hämatom im Kindes- und Säuglingsalter

Die chronischen subduralen Ergüsse im Kindesalter zeigen alle Übergänge von reinem Blut (Hämatom) bis zum klaren eiweißreichen Erguß (Hydrom) und differieren erheblich in bezug auf ihre Ausdehnung. Bevorzugt treten sie im Säuglingsalter (2.–4. Lebensmonat) auf und bilden nach etwa 2- bis 3-wöchigem Bestehen eine *Membran*, die eine *dünnere Konsistenz* als die Dura aufweist. Demnach ist die Amplitude eines solchen Hämatomgrenzflächenechos *niedriger* als zum Beispiel beim epiduralen Hämatom. Besonders nach schweren Geburtstraumen, aber auch nach kindlichen, sogenannten harmlosen Schädelprellungen sind echoenzephalographische Kontrolluntersuchungen über längere Zeiträume erforderlich, um derartige Folgeerscheinungen frühzeitig erkennen zu können. Besonderer Wert ist auch hier auf die Darstellung des Ventrikelsystems zu legen, um Fehlinterpretationen zu vermeiden (Abb. 9).

Befunde beim einseitigen chronischen subduralen Hämatom. Durch die
große Nachgiebigkeit des kindlichen Schädels kann selbst bei ausgedehnten homolateralen chronischen Blutungen die verdrängende Wirkung auf
die medianen Hirnstrukturen gering sein, was sich echoenzephalographisch
durch eine entsprechend geringe Mittelechodifferenz von unter 2 mm aus-
drückt. Man darf sich daher beim Verdacht auf ein chronisches subdurales
Hämatom *nie* auf die temporale Beschallung beschränken, sondern muß
immer auch die Schrägbeschallung durchführen, um bei vorhandener
Membran durch das Auftreffen des Schallstrahls auf diese den direkten
Hämatomnachweis zu führen (Abb. 13).

Befunde beim doppelseitigen chronischen subduralen Hämatom. Hier treten nur in seltenen Fällen Mittelechodifferenzen auf. Zum Nachweis eines
Hämatomechos ist auch hier die Schrägbeschallung neben der Darstellung
des Ventrikelsystems unerläßlich. Die Durchführung und Auswertung
derartiger Untersuchungen sind schwierig und verlangen besondere Erfahrung des Untersuchers.

Chronisches subdurales Hämatom im Erwachsenenalter

Das chronische subdurale Hämatom im Erwachsenenalter tritt bevorzugt
jenseits des 50. Lebensjahres auf, wird meist durch ein Mikrotrauma her-
vorgerufen und ist von einer vieldeutigen, uncharakteristischen klinischen
Symptomatik wie Kopfschmerzen, psychische Veränderungen im Sinne
einer progredienten Demenz, gelegentliche Übelkeit und Erbrechen begleitet. Hier ermöglicht die Echoenzephalographie auf unproblematische
Weise, die Ausschlußdiagnose eines raumfordernden Prozesses zu stellen.
Dies gilt vor allem für Patienten, die unter *Antikoagulantientherapie*
Bagatelltraumen des Schädels erleiden. In diesen Fällen sind auch beim
Fehlen klinischer Symptome echoenzephalographische Kontrolluntersuchungen über längere Zeiträume erforderlich, um nicht eine chronische
subdurale Blutung zu übersehen.
Befunde beim einseitigen chronischen subduralen Hämatom. Im Gegensatz zu den Blutungen im Säuglings- und Kindesalter zeigen die chronischen subduralen Hämatome des Erwachsenenalters eine deutliche Mittelechoverlagerung von durchschnittlich 8 mm *(Pia, Schiefer)*. Da, wie bereits
erwähnt, die Mehrzahl dieser Blutungen parietal gelegen ist, ist für ihren
direkten Nachweis eine Schrägbeschallung erforderlich (Abb. 13).
Befunde beim doppelseitigen chronischen subduralen Hämatom. Im Er-

wachsenenalter kann der echoenzephalographische Nachweis doppelseitiger chronischer subduraler Hämatome meist nicht geführt werden. Da gerade bei älteren Patienten der Schädelknochen eine hohe Absorptionsrate für den Ultraschall aufweist, ist die bei der Diagnostik dieser Blutungen notwendige Darstellung des Ventrikelsystems meist nicht möglich (Seite 35). Bei der echoenzephalographischen Diagnose eines doppelseitigen, chronischen subduralen Hämatoms im Erwachsenenalter ist daher große Zurückhaltung geboten.

Posttraumatische intrazerebrale Hämatome

Intrazerebrale Hämatome als Folgeerscheinungen von Schädelhirntraumen sind verhältnismäßig selten. Sie entstehen meist durch eine erhebliche Gewalteinwirkung, so daß neben der Blutung noch eine zusätzliche Substanzschädigung des Gehirns vorliegt. Sie sind fast immer temporal oder frontal im Marklager lokalisiert. Hieraus erklärt sich die erhebliche Einwirkung auf die Medianstrukturen des Gehirns, die im Echogramm rasch zu einer progredienten Mittelechodifferenz führt. Somit läßt sich zwar die Seitenlokalisation posttraumatischer intrakranieller Hämatome verläßlich bestimmen, eine Artdiagnose ist aber nur in Ausnahmefällen möglich, wenn sogenannte *„Hämatomechokomplexe" (Schiefer)* auftreten. Es handelt sich hierbei um zwei oder mehr Echozacken verschiedener Amplitude, die durch Reflexion des Schallstrahles im Hämatom selbst entstehen. Differentialdiagnostisch ist vor allem der einseitige Karotisverschluß in Betracht zu ziehen (Seite 46; Abbildung 18).

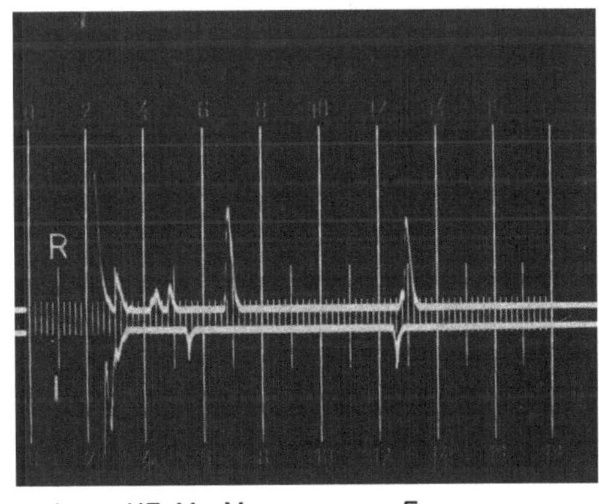

Abbildung 18 Rechtsseitige, posttraumatische intrakranielle Blutung mit Hämatomecho (HE)

Kombinierte Hämatome

Grundsätzlich können sich im Anschluß an ein Schädelhirntrauma zwei oder auch alle drei erwähnten Hämatomformen gleichzeitig entwickeln, wobei die Lokalisation beliebig differieren kann. Eine Differenzierung ist in solchen Fällen vom Echogramm her nicht möglich, da die Vielzahl der zu erhaltenden Nebenechos eine exakte Deutung nicht zuläßt. Es läßt sich aber die Seitenlokalisation der am stärksten raumverdrängenden Blutung angeben, wodurch frühzeitig eine entscheidende Entlastung ermöglicht wird, welche die Zeitspanne eines längeren Transports in eine Spezialklinik überbrücken hilft.

Commotio und Contusio cerebri
(Hirnerschütterung und Hirnzertrümmerung)

Im Vordergrund der differentialdiagnostischen Erwägungen nach einem Schädelhirntrauma steht immer die Frage, ob eine raumfordernde intrakranielle Blutung vorliegt, die *operative* Maßnahmen notwendig macht, oder ob es sich um eine Commotio oder Contusio cerebri handelt, die eine konservative Therapie erfordert. Die häufige und kurzfristige echoenzephalographische Überwachung eines Verletzten mit frischem Schädelhirntrauma ermöglicht auf unproblematische Weise diese notwendige Abgrenzung. Im Gegensatz zu den bisher erwähnten posttraumatischen Hämatomen betragen bei Commotio und Contusio cerebri die Mittelechodifferenzen maximal 3–4 mm. Diese sind im allgemeinen in der Ödemphase des 3.–4. Tages zu registrieren und zeigen im Gegensatz zu den posttraumatischen Hämatomen keine zunehmende, sondern eine rasch sich rückbildende Tendenz (1–2 Tage) bis zur völligen Mittelechoidentität. Zu Beginn der posttraumatischen Ödemphase ist infolge der Änderung des intrakraniellen Druckes häufig eine pulssynchrone Pulsation des Mittelechos zu beobachten, wobei sich die Amplitudenspitze des Mittelechos rhythmisch in einem Auf und Ab von etwa 2–3 mm in der Vertikalen ändert. Vom Echoenzephalogramm her ist eine Differenzierung zwischen Commotio und Contusio cerebri nicht möglich, da selbst bei ausgeprägten Hirnkontusionen mit Gegenstoßpol und multiplen Schädigungen keine oder nur höchstens Mittelechodifferenzen von 3–4 mm zu registrieren sind, die auch bei einer Commotio in der Ödemphase des 3.–4. Tages auftreten können. Vorrübergehende posttraumatische Ventrikelerweiterungen lassen sich durch Messung der Weite des dritten Ventrikels erfassen (Seite 33). Der Effekt therapeutischer Maßnahmen in der posttraumatischen Ödemphase bei Commotio und Contusio cerebri läßt sich teilweise durch Beeinflussung der beschriebenen Veränderungen im Echoenzephalogramm gut objektivieren.

Schädelfrakturen

Bei allen Schädelbasis- und Konvexitätsbrüchen ist das Echoenzephalogramm unauffällig. Bei Impressionsfrakturen können je nach Lage der Bruchstücke Nebenechos auftreten, die Hämatomechos ähneln können (Seite 46). Im Gegensatz zu den posttraumatischen Blutungen zeigen aber die gelegentlich dabei auftretenden Mittelechodifferenzen bis etwa 4 mm *keine* Progredienz. Die Röntgenaufnahme schafft hier rasche Klärung.

Kephal- und Subgalealhämatome

Bei intrakraniell gelegenen Kopfschwartenhämatomen können durch die einseitig verlängerte Distanz des Durchschallungsbereiches Mittelechodifferenzen vorgetäuscht werden. Nach dem Endecho zeigt sich eine Reihe von Mehrfachreflexionen und auch der Initialechokomplex ist von der Beschallungsseite her stark verbreitert und weist zahlreiche, je nach Amplitude differente Echos auf, in der angelsächsischen Literatur als „Gas" bezeichnet. Durch die starke Reflexion und Absorption im Bereich des Kopf schwartenhämatoms kann gelegentlich die Darstellung des Mittelechos auf Schwierigkeiten stoßen.
Nach den Erfahrungen von *Pia* ist die Tatsache von Bedeutung, daß im Kindesalter etwa *50 %* aller Kephalhämatome von intrakraniellen Blutungen, meist *epiduralen Hämatomen*, begleitet sind. Man darf sich daher beim Vorliegen eines Kephalhämatoms im Kindesalter keinesfalls auf nur *eine* echoenzephalographische Untersuchung beschränken und sollte in diesen Fällen auch prinzipiell die *Schrägbeschallung* durchführen.

Offene Hirnverletzungen

Die echoenzephalographischen Befunde bei offenen Hirnverletzungen entsprechen im wesentlichen denen bei der Commotio und Contusio cerebri. Beim traumatischen Spontanpneumenzephalon entstehen deutliche Reflexionen durch die Wände der Seitenventrikel. Fremdkörper, wie zum

Beispiel Geschosse können echoenzephalographisch nur registriert werden, wenn sie direkt vom Schallstrahl getroffen werden. Eine Artdiagnose ist aber vom Echogramm allein her selbstverständlich nicht möglich.

Postoperative echoenzephalographische Kontrolluntersuchungen

Erkennung von Rezidivhämatomen. Nach erfolgter Trepanation sind regelmäßige Verlaufskontrollen mit dem Echoenzephalogramm zu empfehlen, um einer möglichen Rezidivgefahr vorzubeugen. In der frühen postoperativen Phase nach Hämatomentfernung ist dabei zu beachten, daß es infolge des Vordringens der Weichteile nach außen zunächst zu einer *scheinbaren* Vergrößerung des Abstandes zwischen Hämatomecho und Endecho bis zu 1 cm kommen kann, was nicht als Rezidivhämatom mißdeutet werden darf. Als zusätzliche Hilfsmethode zur Früherkennung von Rezidivhämatomen wurden von *Müller* und *Klingler* Silber- und Tantalmarken bei der homolateralen Lotung von Hamätomgrenzflächen empfohlen. Diese Marken schaffen eine günstige akustische Grenzfläche und erleichtern dadurch die echoenzephalographische Ortung ohne Nebenwirkung für den Patienten.

Echoenzephalographische Untersuchungen nach chirurgischer Versorgung von Schädelknochenverletzungen. Treten nach chrirurgischer Versorgung von Schädelknochenverletzungen Knochenlücken auf, kann es zunächst durch Vordringen des Hirns nach außen und Schwellung der Weichteile zu einer Verlagerung des Endechos bis zu 0,5 cm nach außen und somit zu einer scheinbaren Mittelechodifferenz kommen. Umgekehrt kann im späteren Stadium durch stärkeres Einsinken der Weichteile das Endecho auch bis zu 0,5 cm nach innen verlagert werden. Die Kenntnis dieser Tatsachen schützt vor Fehlinterpretationen.

Spätkomplikationen nach Schädelhirntrauma

1. *Chronisches subdurales Hämatom im Kindes- und Erwachsenenalter* (Seite 52).
2. *Hirnabszesse.* Die echoenzephalographische Erfassung eines Hirnabszesses ist von dessen Größe, Lokalisation und begleitendem Hirnödem abhängig. Kleine multilokuläre Abszesse sind praktisch nicht nachweisbar. Entscheidend ist bei entsprechendem klinischem Verdacht eine regelmäßige echoenzephalographische Verlaufskontrolle.

Abbildung 19

Häufige echoenzephalographische
Befunde bei posttraumatischen
Hämatomen (Pfeilrichtung gibt die
jeweilige Mittelechoverlagerung (M) an)

I Temporales, epidurales Hämatom.
Hohes Hämatomecho (H) bei temporaler
Horizontalbeschallung

II Parietales epidurales Hämatom. Erhalt
des Hämatomechos (H) erst nach
Schrägbeschallung

III Akutes subdurales temporales
Hämatom. Niedriges Hämatomecho (H)
bei temporaler Horizontalbeschallung

IV Beidseitiges chronisches parietales
subdurales Hämatom. Fehlende Mittelechodifferenz. Hämatomnachweis (H)
erst bei beidseitiger Schrägbeschallung

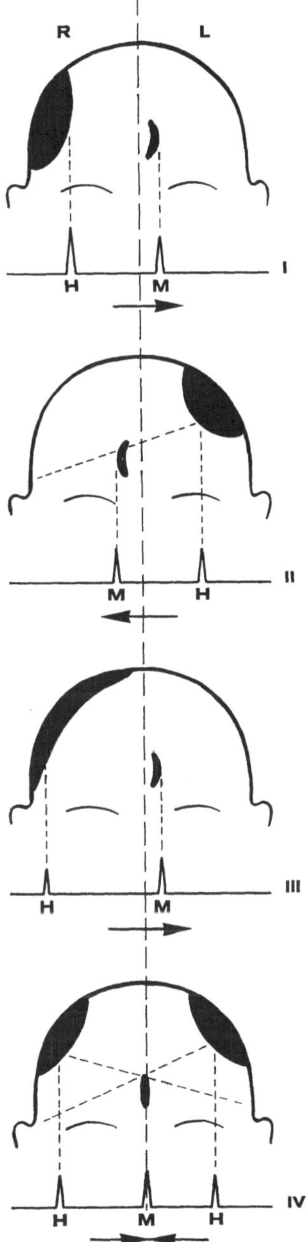

Hirnatrophische Prozesse nach schwerem Schädelhirntrauma. Die echoenzephalographische Diagnose hirnatrophischer Prozesse nach schwerem Schädelhirntrauma ist bei allgemeiner Ventrikelerweiterung möglich und erfolgt durch *Weitenmessung* des dritten Ventrikels bzw. Bestimmung des *Hirnmantelindex* (Seite 33). Besonders vorteilhaft ist die Möglichkeit beliebig häufiger Kontrolluntersuchungen.

II. Akute intern-neurologische Krankheitsfälle

1. Zerebrale Gefäßprozesse

Zerebrale Gefäßprozesse sind auf Grund ihrer Häufigkeit und teilweise foudroyant verlaufenden Symptomatik für Klinik und Praxis gleichermaßen von Bedeutung. Für alle Überlegungen, welche therapeutischen Maßnahmen einzuleiten sind, ist es neben klinisch-neurologischem Untersuchungsbefund, Augenhintergrund, Liquoruntersuchung, usw. wichtig zu wissen, in *welchem Zeitraum* und in *welchem Ausmaß* der zerebrale Prozeß *raumverdrängenden Charakter* entwickelt. Dies gilt vor allem für die Differentialdiagnose: Subarachnoidalblutung – apoplektische Massenblutung – Hirnembolie – Aneurysmablutung. Durch den Hinweis auf die jeweils bestehende intrakranielle Massenverschiebung ist die Echoenzephalographie bei differentialdiagnostischen Überlegungen eine wertvolle Hilfe.

a) Apoplektische intrazerebrale Massenblutung

Eine intrazerebrale Massenblutung führt meist innerhalb weniger Stunden zu einer *progredienten deutlichen* Mittelechodifferenz von durchschnittlich 5–6 mm, wobei – ähnlich den posttraumatischen Blutungen – hierbei die Lokalisation und das begleitende Hirnödem eine wesentliche Rolle spielen. Gelegentlich sind auch Hämatomnebenechos zu erhalten. Beim Einbruch der Massenblutung in das Ventrikelsystem kann zwar die Mittelechodifferenz geringer ausgeprägt sein, jedoch sind im allgemeinen deutliche Reflexionen des erweiterten Ventrikelsystems zu erhalten.

b) Hirnembolie und intrazerebraler Erweichungsherd

Im Gegensatz zu den apoplektischen Massenblutungen tritt bei Erweichungsherden des Gehirns als Folge partieller Gefäßverschlüsse eine *ge-*

ringere Mittelechodifferenz von durchschnittlich 3 mm erst nach 24–28 Stunden auf (die außerdem eine verhältnismäßig rasche Rückbildungstendenz zeigt). Eine *direkte* Erfassung des Erweichungsherdes ist in *Ausnahmefällen* nur dann möglich, wenn der Schallstrahl die neue Grenzfläche zufällig trifft. Bei der diagnostischen Bewertung derartiger Nebenechos ist große Zurückhaltung geboten.

c) Karotisverschlüsse

Sie führen auf Grund des massiven homolateralen Hirnödems zu erheblichen Mittelechodifferenzen (Seite 47). Differentialdiagnostisch ist zunächst das epidurale Hämatom in Erwägung zu ziehen, vor allem, wenn ausreichende und zuverlässige anamnestische Angaben fehlen.

d) Subarachnoidalblutungen

Unkomplizierte kleinere subarachnoidale Blutungen zeigen praktisch immer ein normales Mittelecho. Gegen Ende der ersten Woche nach dem akuten Ereignis stellt sich häufig ein etwas erweiterter dritter Ventrikel dar *(Kunze)*.

e) Aneurysmablutungen

Echoenzephalographisch sind Blutungen aus einem rupturierten Aneurysma *nicht* von apoplektischen Massenblutungen zu unterscheiden. Es entwickeln sich sehr rasch Mittelechodifferenzen von durchschnittlich 6 bis 8 mm, die *keine* Rückbildungstendenz zeigen. Die Feststellung von Aneurysmen selbst ist mit der Echoenzephalographie praktisch nicht möglich. Pulsierende Nebenechos sind mit großer Zurückhaltung zu beurteilen; der diagnostische Wert der Echopulsationen bei den basalen Hirnaneurysmen ist begrenzt. Hier bleibt nach wie vor die zerebrale Angiographie die Methode der Wahl. Inwieweit eventuell die in Entwicklung begriffene Ultraschall-Dopplertechnik weitere diagnostische Möglichkeiten bieten kann, bleibt abzuwarten.

f) Kontrolluntersuchungen bei Streptokinasetherapie zerebraler Gefäßverschlüsse

Bei der in neuerer Zeit gelegentlich zur Anwendung kommenden Streptokinasetherapie zerebraler Gefäßverschlüsse kann die Echoenzephalographie in begrenztem Umfange über die Veränderung des homolateralen Hirnödems Auskunft geben.

2. Fälle unklarer Bewußtlosigkeit

Bei allen Fällen unklarer Bewußtlosigkeit ermöglicht die Echoenzephalographie auf unproblematische Weise eine intrakranielle Massenverschiebung als organische Ursache auszuschließen und gegebenenfalls Hinweise auf ein generalisiertes Hirnödem zu geben. In allen diesen Fällen sollte die echoenzephalographische Untersuchung *selbstverständliche Routine* sein.

III. Erkrankungen in der täglichen neurologischen Praxis

Bei zahlreichen differentialdiagnostischen Überlegungen in der täglichen neurologischen Praxis ist der Ausschluß eines raumfordernden intrakraniellen Prozesses als Ursache der jeweils vorliegenden Symptomatik von grundlegender Bedeutung. Als leicht durchführbare und den Patienten nicht belastende Untersuchungsmethode besitzt die Echoenzephalographie auch hier großen praktischen Wert.

1. Hirntumoren

Bei der Diagnostik der Hirngeschwülste nimmt die Echoenzephalographie neben den bisherigen Untersuchungsmethoden in bezug auf *frühzeitigen Hinweis* der *Seitenlokalisation* ihren festen Platz ein.

a) Tumoren der Großhirnhemisphären – Seitenlokalisation

Bei raumfordernden Prozessen im Bereiche der Großhirnhemisphären ist die Mittelechodifferenz in starkem Maße von der *Tumorlokalisation*, der *Morphologie* und dem jeweiligen *begleitenden Hirnödem* abhängig. Temporale und okzipitale Tumoren zeigen deutlichere Mittelechoverlagerungen als frontale und parietale Tumoren. Häufig ermöglichen laufende Kontrolluntersuchungen über längere Zeiträume erst eine *endgültige* diagnostische Aussage in bezug auf die Seitenlokalisation. Hierdurch können aber nicht nur wiederholte unnötige neuroradiologische Eingriffe vermieden werden, sondern auch eingefahrene diagnostische Schlußfolgerungen nach einer einmaligen unauffälligen neuroradiologischen Untersuchung (Abbildung 20).

Gelegentlich treten vor allem bei Obligodendrogliomen und Glioblastomen sogenannte *Tumorechos* auf, da beide Formenkreise zu Nekrosen, Blutungen und Verkalkungen neigen (Abb. 21). Eine Artdiagnose ist in den meisten Fällen allerdings nur in begrenztem Umfange möglich und sollte mit größter Zurückhaltung erfolgen, wenngleich von *Tanaka* und Mitarbeitern vereinzelt bereits Standard-Echo-Muster (M-Form-Echo, A-Form-Echo usw.) beschrieben wurden. Entscheidend bleibt der *frühzeitige Hinweis mit*

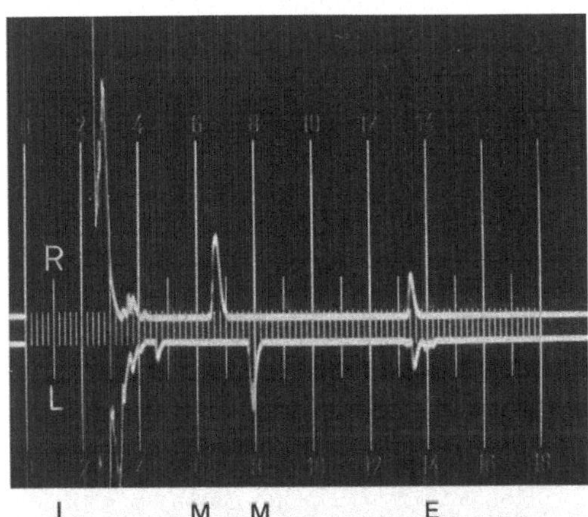

Abbildung 20 Mittelechoverlagerung (M) bei linkstemporalem Glioblastom

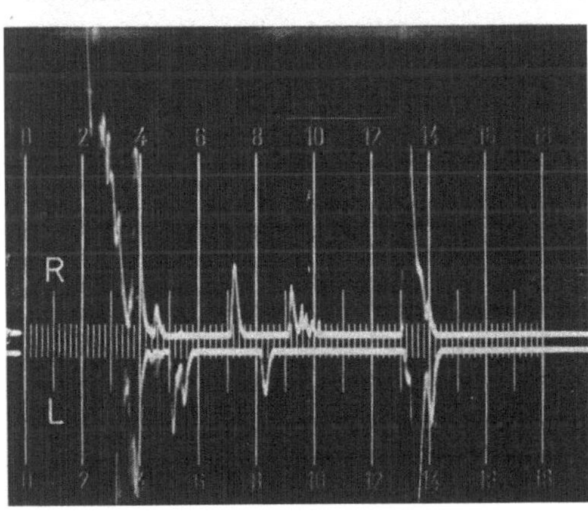

Abbildung 21 Tumorecho (TE) durch Verkalkungen bei linksseitigem Oligodendrogliom

entsprechender Seitenlokalisation, der nur in Übereinstimmung mit Anamnese und klinischer Untersuchung weitere diagnostische Schritte ermöglicht.

b) Mediale Tumoren und Tumoren der Schädelbasis

Während Tumoren der Großhirnhemisphären in etwa 90 % der Fälle echoenzephalographisch zu diagnostizieren sind, liegen die Verhältnisse bei Tumoren des Hirnstammes, des Balkens und der Schädelbasis *ungünstiger* (flachwachsende, osteoplastische Keilbeinmeningeome, Hypophysenadenome, Thalamustumoren usw.). Hierbei spielt das jeweils auftretende

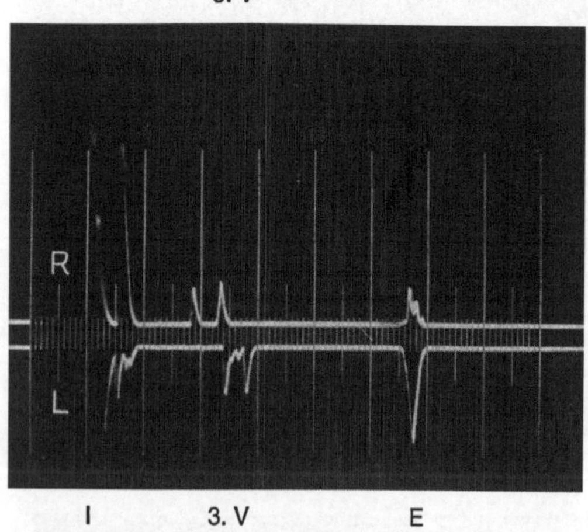

Abbildung 22 Verlagerung der Echos des erweiterten 3. Ventrikels bei linksseitigem Kleinhirntumor (Verschlußhydrozephalus)

Begleitödem im Moment der Untersuchung eine wesentliche Rolle, den Ausschlag gibt aber die Klinik mit ihren meist eindeutigen Hirnnervensymptomen. Die Fehlerquote bei der echoenzephalographischen Diagnostik beträgt hier mehr als 20 %. Tumoren des dritten Ventrikels sind günstiger zu erfassen, weil sich hier meist Tumorechos bei erweitertem Seitenventrikel darstellen.

c) Infratentorielle Tumoren

Die Erkennung infratentorieller Tumoren der hinteren Schädelgrube kann Schwierigkeiten bereiten und beruht auf dem indirekten Nachweis eines Verschlußhydrozephalus, der echoenzephalographisch durch eine Ventrikelerweiterung und zunehmende Mittelechodifferenz bei gleichzeitigen klinischen Hirndruckzeichen gekennzeichnet ist (Abb. 22). Eine Abgrenzung gegenüber einem Verschlußhydrozephalus entzündlicher Genese ist im Echogramm *nicht* möglich. Verschiedene Beschallungsverfahren, zum Beispiel von der Rachenwand ausgehend, zum direkten Nachweis von infratentoriellen Tumoren sind problematisch und brachten bis jetzt keine wesentliche Bereicherung. Infratentorielle Tumoren im Frühstadium ohne Verschlußhydrozephalus (Akustikusneurinome, Pons- und Medullatumoren) sind echoenzephalographisch *nicht* zu erfassen.

d) Hirnmetastasen

Die echoenzephalographische Diagnostik der Hirnmetastasen entspricht der bei den eigentlichen Hirntumoren. Von besonderem Vorteil ist auch hier wieder die beliebig häufige Reproduzierbarkeit, die gerade bei Fällen eines *Bronchuskarzionoms* die gelegentliche foudroyante Entwicklung von Hirnmetastasten deutlich macht.

e) Hirnzysten verschiedener Ursachen

Die raumfordernden Intrazerebral- und Subarachnoidalzysten bieten auf Grund ihres Flüssigkeitsgehaltes und stark reflektierender Grenzflächen gute Voraussetzungen für die echoenzephalographische Diagnostik. Neben einer Verlagerung des Mittelechos lassen sich auch die Zystenwände selbst oft gut darstellen.

f) Zerebrale Anfallsleiden

Dem Echoenzephalogramm kommt in der Diagnostik zerebraler Anfallsleiden nur insofern Bedeutung zu, als sich damit organische Ursachen des Anfallsleidens im Sinne eines raumfordernden intrakraniellen Prozesses ausschließen lassen. Nach einem Anfall ohne derartige Ursache sind im allgemeinen geringe Mittelechodifferenzen bis maximal 3 mm als Zeichen eines mäßigen homolateralen Hirnödems zu erkennen. Auch Zeichen eines mäßigen generalisierten Hirnödems können beobachtet werden.

g) Verlaufskontrollen bei raumfordernden intrakraniellen Prozessen

Postoperative Kontrollen. Regelmäßige echoenzephalographische Kontrollen nach totaler oder teilweiser Entfernung von Tumoren ermöglichen eine rasche und zuverlässige indirekte Erkennung von Rezidiven durch eine allmählich zu beobachtende progrediente Mittelechodifferenz als Ausdruck der beginnenden intrakraniellen Massenverschiebung.

Kontrollen nach Bestrahlung bzw. konservativen Maßnahmen. Im Verlauf von Bestrahlungen bzw. ödemableitenden konservativen Maßnahmen und deren Kombination zeigt das Echoenzephalogramm die jeweilig vorherrschenden Verhältnisse intrakranieller Massenverschiebungen an und gibt dadurch in begrenztem Umfang einen Hinweis auf den erzielten therapeutischen Effekt.

2. Hirnatrophische Prozesse verschiedenen Lebensalters

Bei Erkennung und Verlaufskontrolle hirnatrophischer Prozesse der verschiedenen Lebensalter hat die Echoenzephalographie auf Grund ihrer unproblematischen Anwendung zunehmende Bedeutung erlangt und kann zum Teil die Luftenzephalographie ersetzen.

a) Hirnatrophische Prozesse des Kindesalters

Beim kindlichen Hydrozephalus verschiedener Genese ist die ungefährliche und beliebig oft reproduzierbare Wiederholung der Echoenzephalographie von großem praktischen Wert und gestattet Einblicke in die Dynamik der Größenveränderungen des Ventrikelsystems. Dies gilt auch für zystische Atrophien und Hemiatrophien, zystische Dysraphien und Mißbildungen des Ventrikelsystems. Durch Berechnung des echoenzephalographischen *Hirnmantelindex* (Seite 28) sind unproblematische Verlaufskontrollen des erweiterten Hirnkammersystems beim Kind möglich. Dies hat besonders für die postoperative Kontrolle nach Anlegung eines Spitz-Holter oder Pudenz-Ventils Bedeutung.

b) Hirnatrophische Prozesse des Erwachsenenalters

Während die echoenzephalographische Diagnose eines Hydrozephalus beim Kind wegen der geringen Ultraschallresorption am Knochen im allgemeinen nicht allzu schwierig ist, liegen die Verhältnisse beim Erwachsenen ungünstiger. Durch die häufig auf die Temporalschuppe übergreifende *Pneumatisation* des *Felsenbeins* bei älteren Patienten entstehen ungünstige Reflexionsbedingungen für den Ultraschall, die eine Beurteilung des Ventrikelsystems wesentlich erschweren können. Bei derartigen Untersuchungen ist neben sorgfältiger Technik auch Geduld erforderlich (Abbildungen 23 a und b).

Die durchschnittliche Weite des 3. Ventrikels in den verschiedenen Lebensaltern (nach *Feuerlein* u. *Dilling*):

Neugeborene	1,4–4,2 mm
Säuglinge	2,3–5,1 mm
Klein- und Schulkinder	3,4–6,4 mm
Erwachsene bis 70. Lebensjahr	3,5–6,5 mm
jenseits des 70. Lebensjahres	4,2–10,2 mm

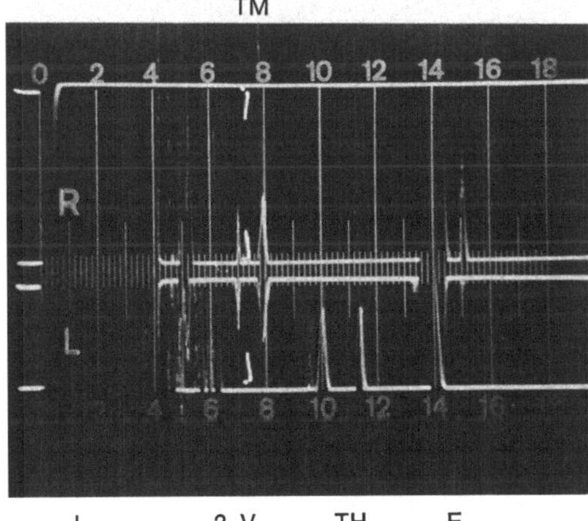

Abbildung 23 a
Erweiterter 3. Ventrikel
(3. V) bei Hirnatrophie.
(Photographische
Registrierung auf
2 Abszissen)

Abbildung 23 b Echo-
enzephalogramm bei
erweitertem Ventrikel-
system (Photographische
Registrierung auf
4 Abszissen)
TM = Theoretisches
Mittelecho (Durch-
schallung)
TH = Temporalhorn
3. V = 3. Ventrikel

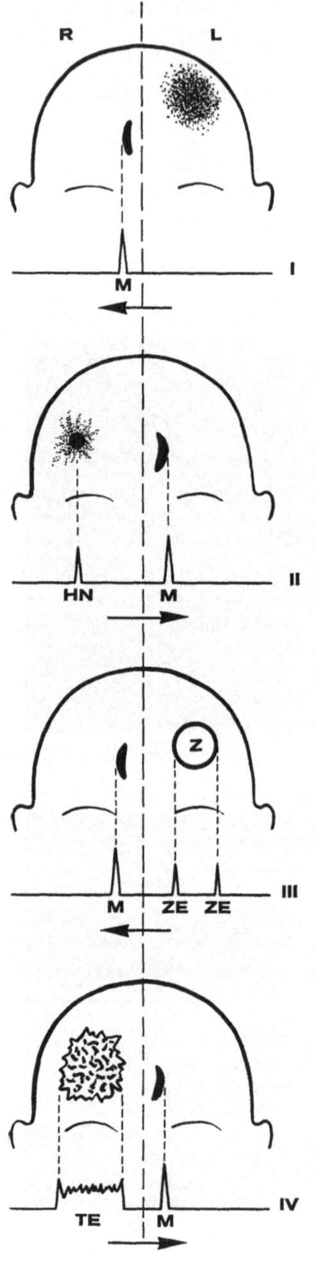

Abbildung 24

Häufige echoenzephalographische Befunde bei raumfordernden intrakraniellen Prozessen (Pfeilrichtung gibt die jeweilige Mittelechoverlagerung (M) an)

I Großhirntumor

II Hämatomnebenecho (HN) bei Massenblutung

III Zystenecho (ZE)

IV Tumorecho (TE) bei verkalkendem bzw. nekrotisierendem Großhirntumor

3. Das Echoenzephalogramm bei verschiedenen
neurologischen Erkrankungen

Wie bereits eingangs erwähnt, ist bei zahlreichen differentialdiagnostischen Problemen der Ausschluß eines *raumfordernden intrakraniellen Prozesses* für weitere diagnostische und therapeutische Überlegungen von großer Wichtigkeit. Aus diesem Grund sollte prinzipiell bei allen hierfür in Frage kommenden Patienten die Echoenzephalographie *routinemäßig* durchgeführt werden. Dies gilt vor allem für uncharakteristische Fälle einer Enzephalomyelitis dissiminata mit atypischer Stauungspapille, für die verschiedenen Psychosyndrome, für die Toxoplasmose und Listeriose, ferner für komplizierte Verlaufsformen verschiedener Mennigitiden mit Verdacht auf Hirnabszeß, Sinusthrombosen u. a.

IV. Möglichkeiten und Grenzen der Echoenzephalographie

Bei der Anwendung der Echoenzephalographie ist zu berücksichtigen, daß es sich um eine *morphologische* Untersuchungsmethode handelt, die über Lokalisation und Lageveränderungen von Grenzflächen im Schädelinneren Auskunft geben kann. Da der Schallstrahl jeweils nur einen relativ eng umschriebenen Bereich erfaßt, ist eine *Gesamtbeurteilung* von Gehirn und Schädel, wie etwa bei Röntgen- und Kontrastmitteluntersuchungen, nicht möglich. Es wäre daher falsch anzunehmen, daß die Echoenzephalographie einen *Ersatz* für die Kontrastmitteldiagnostik darstellt. Sie ist eine wertvolle *Ergänzung* und Bereicherung im breiten Spektrum diagnostischer Möglichkeiten, die gerade bei der *Früherkennung* von posttraumatischen Komplikationen des Schädelhirntraumas und bei der Diagnostik von raumfordernden intrakraniellen Prozessen im allgemeinen bereits ihren großen Wert beweisen konnte.

Auf Grund ihrer unproblematischen Anwendung in Klinik und Praxis, ihrer Ungefährlichkeit und beliebig häufigen Reproduzierbarkeit stellt die Echoenzephalographie eine *unkomplizierte Routineuntersuchung* dar, die für Chirurgen und Neurochirurgen, Internisten, Pädiater und Neurologen gleichermaßen bei der Bewältigung zahlreicher differentialdiagnostischer Probleme von großer Wichtigkeit ist.

Hierbei muß aber bedacht werden, daß die Echoenzephalographie wie alle technischen Untersuchungsverfahren, über die wir heute verfügen, letzten Endes nur ein *diagnostisches Hilfsmittel* darstellt, dem ausschließlich in

Verbindung mit *Anamnese* und *klinischer Untersuchung* voller Aussagewert zukommt. Nicht zuletzt aus diesem Grunde muß daher auch die technische Durchführung der echoenzephalographischen Untersuchung *nur dem Arzt* vorbehalten bleiben.

V. Dokumentation in Klinik und Praxis

Voraussetzung jeder exakten echoenzephalographischen Untersuchung ist eine einwandfreie photographische und schriftliche Dokumentation des Befundes mit entsprechender nachfolgender Archivierung. Nur so ist es möglich, bei notwendigen Vergleichsuntersuchungen auch nach langen Zeiträumen präzise Aussagen machen zu können.

Am besten verwendet man in der Klinik für den routinemäßigen Einsatz entsprechende Formulare, in welchen die wichtigsten klinischen Daten kurz skizziert sind.

Zweckmäßig ist dabei eine doppelte Ausfertigung dieser Untersuchungsanträge, wobei das Original mit dem Photo im Archiv verbleibt, wo es jederzeit greifbar ist. Das Duplikat mit dem schriftlichen Befund, aber ohne Photo, erhält der jeweilige Antragsteller. In der Praxis kann man je nach Lage der Dinge auf spezielle Formulare verzichten, für Dokumentation und Archivierung gelten aber grundsätzlich die gleichen Bedingungen.

Jeder Echoenzephalogrammbefund muß Zahlenangaben über die Position des Endechos, des theoretischen Mittelechos, der erhaltenen Mittelechos mit deren Differenzen sowie, im speziellen Fall, die Lage physiologischer und pathologischer Nebenechos enthalten.

Als Grundregel gilt: Jeder Echoenzephalogrammbefund *ohne* photographische Dokumentation ist wertlos. Einzige Ausnahme ist eine am Unfallort selbst vom Arzt vorgenommene orientierende Untersuchung mit einem Kleingerät ohne Möglichkeit einer photographischen Dokumentation.

Literaturauswahl

Dussik, K. Th.: Über die Möglichkeit, hochfrequente mechanische Schwingungen als diagnostisches Hilfsmittel zu verwenden. Z. ges. Neurol. Psychiatr. *174*, 153—168 (1942)

Feuerlein, W. und H. Dilling: Zur Bestimmung des Mittelechos in der Echoenzephalographie. Nervenarzt *36*, 401—403 (1965)

Kazner, E., St. Kunze und W. Schiefer: Die Bedeutung der Echoenzephalographie für die Erkennung epiduraler Hämatome. Langenbecks Arch. klin. Chir. *310*, 267—291 (1965)

Kramer, G.: Die Echoencephalographie. Dtsch. Med. Wschr. *89*, 564—567 (1964)

Kresse, H.: Über die physikalischen Gesetzmäßigkeiten bei Anwendung des Ultraschall-Echoverfahrens am Schädel. Intern. Symposium über Echoencephalographie Erlangen, 14.–15. April 1967

Láhoda, F. und B. Neundörfer: Ultraschallechoenzephalographie. Klin. Wschr. *16*, 849—856 (1968)

Leksell, L.: Echo-encephalography. Acta chir. scand. *110*, 301–315 (1955/56)

Oberschulte-Beckmann, D. und O. D. Hamburg: Echoenzephalographische Untersuchungen an Leichenschädeln mit künstlichen epiduralen Hämatomen. Intern. Symposium über Echo-Encephalographie, Erlangen, 14. bis 15. April 1967

Pia, H. W. und C.-L. Geletneky: Echoencephalographie. Stuttgart 1968

Schiefer, W. und E. Kazner: Klinische Echo-Encephalographie. Berlin–Heidelberg–New York 1967

Schrader, A. und O. Stochdorph: Zur Begutachtung des gedeckten Schädelhirntraumas. In: Das ärztliche Gutachten im Versicherungswesen. München 1969

Vlieger, M. de und H. J. Ridder: Echo-Encephalographie bei Hirnverletzungen. Acta neurochir. *9*, 707–708 (1961)

Weber, Ed. und F. Láhoda: Das epidurale Hämatom. Med. Klinik *7*, 245 bis 250 (1963)

Zülch, K. J.: Morphologische Voraussetzungen für das abnorme Echoencephalogramm. Intern. Symposium für Echoencephalographie Erlangen, 14.–15. April 1967